운동보다 바른 자세가 먼저다

김월영·김현경 지음

PILATES

운동보다 바른 자세가 먼저다

김월영 · 김현경

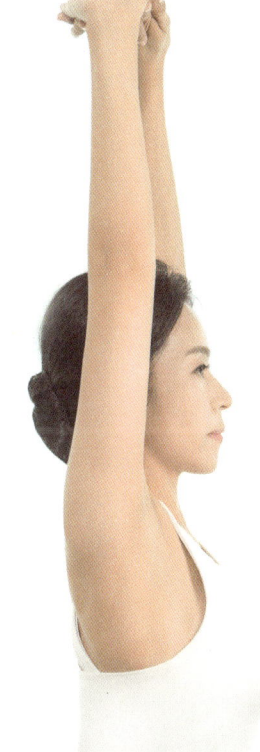

예솔

CONTENTS

김현경 들어가는 말 – 운동 혐오자, 운동 전도사가 되다　7

김월영 Part 1. 발레 교사, 토털 바디 컨설턴트가 되다　21

Part 2. 국내 최초, 토털 바디 컨설턴트의 자격　35

    2-1. 필라테스

        필라테스란? 36 / 내가 필라테스 협회를 만든 이유 42
        매트 필라테스와 기구 필라테스, 뭐가 달라? 49
        좋은 필라테스 센터 고르는 법 54

    2-2. 요가

        요가란? 57 / 요가와 필라테스, 뭐가 달라? 59
        요가를 생활 운동으로 할 때 주의점 62

    2-3. 발레

        발레란? 68 / 발레를 생활 운동으로 할 때 주의점 –
        무용수 상해 예방 지도자 과정을 만든 이유 71

    2-4. 스포츠 마사지　76

    2-5. 스포츠 심리 상담　80

    2-6. 회원 리뷰　88

Part 3. 운동보다 바른 자세가 먼저다!　107

    기초부터, 아프기 전부터 108 / 재테크보다 귀한 몸테크 110

    3-1. 정렬의 기본 개념

        바른 자세에도 기준이 있다? 111 / 해부학적 자세란? 114

    3-2. 호흡

        숨쉬기도 운동이다? 118 / 올바른 호흡이란? 복식 or 흉식? 123

올바른 숨쉬기로 뼈를 건강하게 127
임신을 계획하고 있다면 호흡 운동부터 129

3-3. 발
자세 교정의 1순위는 발! 132
평발과 무지외반증도 고칠 수 있을까? 135
족저근을 강화하라! 139

3-4. 발목, 무릎
발목을 유연하게 150 / 걷기 운동이 무조건 좋을까? 153
밀리면 안 돼, 무릎! 155

3-5. 고관절, 골반
골반의 제자리는 어디? 159 / 고관절을 부드럽게 167

3-6. 허리, 배
허리와 배는 한 세트 173 / 허리, 배 어느 쪽이 약할까? 181

3-7. 척추
척추를 바르게 183 / 겉근육보다 속근육부터 186
내 키가 줄어든다?! 190

3-8. 팔, 어깨
어깨 펴? 가슴 펴? 193 / 오십견 아닌 삼십견? 202

3-9. 목, 머리
만성피로의 주범, 목이 아파요 207 / 뒷골이 당긴다? 215
거북목 교정하기 219

3-10. 실전! 내 자세 점검하기   224

감사의 글   232

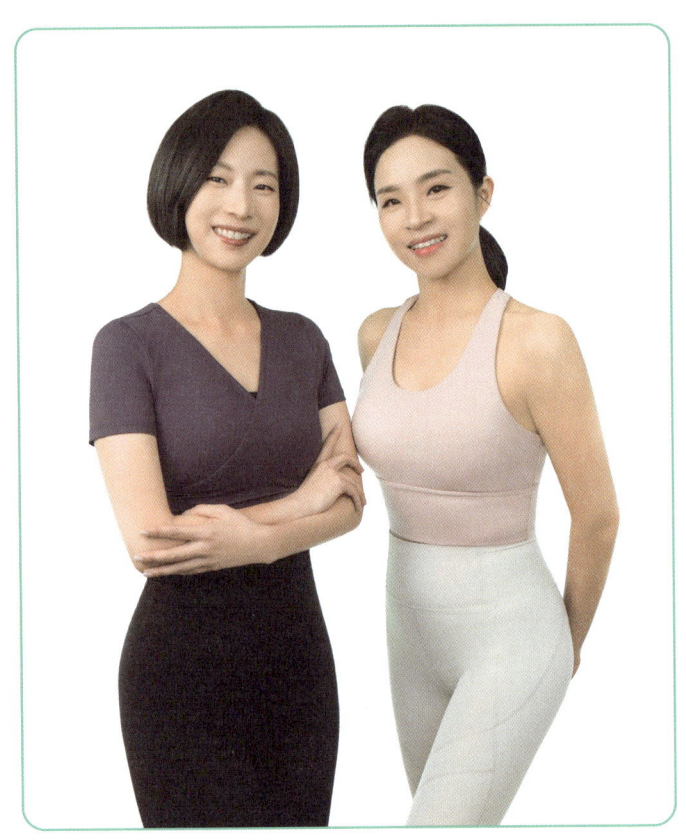

김현경 작가 & 김월영 원장

들어가는 말

운동 혐오자,
운동 전도사가 되다

김현경

최근 대중문화의 굵직한 트렌드 중 하나가 바로 '운동과 몸'이다. 전 지구적 위기였던 코로나19 파동을 겪으면서 건강과 신체활동에 대한 소중함을 깨닫게 된 것이 큰 이유일 것이고, 우리나라에서는 특히 사회 관습적으로 운동과 친해질 기회가 적었던 여성들 사이에서 운동에 대한 관심이 높아졌다. 이제 한국 여성들도 미용 목적에서 벗어나 건강을 위해서는 물론 몸을 사용하는 재미 자체를 많이들 알아가고 있는 듯하다.

그럼에도 불구하고 많은 사람들에게 운동은 '만년 새해 결심 리스트'에서 벗어나지 못하는 것도 사실이다. 아무리 운동이 좋다고, 꼭 필요하다고 말들은 해도 바쁘고 피곤한 어른이 여가 시간에 짬을 내어 무거운 몸뚱이를 운동시킨다는 것이 말처럼 쉽지만은 않다. 더구나 원래 운동에 취미가 없는 사람이라면 거의 '미션 임파서블'이다. 비록 지금 운동하자는 책을 쓰고 있지만 운동 결심이 머리에서 마음으로, 마음에서 몸으로 가 닿기가 얼마나 힘든지 너무나 잘 안다. 아마 세상에 나보다 그걸 잘 아는 사람도 없을 것이다. 나야말로 타고난 '운동 혐오자'이기 때문이다.

운동의 중요성을 깊이 깨닫고 몇 년째 꾸준히 하고 있는 지금도 솔직히 운동을 좋아한다고는 할 수 없다. 운동에 대한 취미 역시 책읽기나 그림 그리기, 노래하기 등의 취미처럼 타고나는 부분이 크다. 게으름도 게으름이고 습관도 습관이지만 취미야말로 정말 어쩔 수가 없는 부분이다. 나는 아주 어릴 적부터 혼자 가만히 앉아서 책 읽고 생각하는 게 가장 즐거웠다. 교우관계에는 문제가 없었고, 몸으로 노는 것이 재미없었을 뿐이다. 친구들이 고무줄놀이를 시작하면 난 쿨하게 안녕 하고 집으로 돌아와 혼자 책을 읽거나 그림을 그리곤 했다. 부모님께서 걱정하실 정도였다.

이런 내가 어릴 적부터 몸이 약했다는 건 너무나 당연한 얘기일 것이다. 하지만 운동을 안 해서 몸이 약했는지, 몸이 약해서 운동을 안 했는지는 단정할 수 없는 부분이다. 나는 타고나기를 체구도 작고 근력이 약한 데다 특히 호흡기가 약한 체질이다. 심한 알러지성 비염으로 늘 호흡이 편치 않았고, 덕분에 두통과 감기를 달고 살았다. 알러지와 같은 면역성 질환은 완치가 쉽지 않으므로 지금도 이 부분은 관리하며 살고 있다.

타고난 게 이렇다 보니 평균적인 친구들과 뛰어놀기엔 체력 수준이 맞을 수 없었다. 평균 이상의 수준에 맞추어 획일적으로 진행되는 학교의 체육 수업은 나에게 쓸모없는 고통일 뿐이었다. 말썽 한번 피운 적

없는 모범생이었지만 체육 시간에만큼은 온갖 꾀를 다 부렸다. 선생님께 꾸중도 들었지만, 어느 날 오래달리기를 마치자마자 운동장에 토하며 쓰러진 사건 이후 난 졸업할 때까지 체육 실기 수업 면제 학생이 되었다. 가정에서도 이와 비슷한 과정을 거쳐서 30년 넘게 운동과 담 쌓은 인생을 살았다. 공부도 일도 취미도 휴식도 앉아서만 하고, 나머지 시간은 잠자거나 아파서 누워만 있었다.

남들은 쇠도 씹어 먹는다는 10대, 20대 초반까지 나는 과장 별로 안 보태고 안 아픈 날보다 아픈 날이 많을 정도였다. 물론 그 나이에도 지병이 있거나 큰 병을 겪은 분들도 있겠지만, 사실 난 특별히 어디 이상이 있는 건 아닌데도 그랬다. 절기마다 꼬박꼬박 찾아오는 감기, 툭하면 그게 도져 기관지염이나 중이염, 이유를 알 수 없는 잦은 두통, 한 달에 한 번씩 곤죽이 되는 생리통, 좀 힘든 일이 있을 때면 찾아오는 변비 또는 위경련까지… 이러다 보니 내게 몸뚱이란 정말이지 거추장스러운 생명 유지 장치 그 이상도 이하도 아니었다. 달라질 수 있을 거란 기대조차 해본 적이 없었다.

뒤늦게 처음 제대로 운동을 배우면서 가장 큰 깨달음은 모든 사람은 각자 타고난 체질과 성향, 현재의 심신 상태, 생활 패턴에 따라 적절한 운동 종목과 강도가 다르다는 사실이었다. 이는 운동뿐 아니라 공부나 일 등 삶의 모든 영역에서 다 마찬가지일 것이다. 하지만 우리 사회는 흔히 '좋은 것은 언제나 누구에게나 좋은 것'으로 일반화하곤 한다. 그렇게 출발선에서 평균에 미치지 못한 이들은 쉽게 낙오되고, 그에 대한 흥미도 의미도 영영 찾지 못하게 되어 버리는 것이다.

처음으로 내 몸의 가능성을 발견한 것은 인생에서 가장 충격적이었던 사건을 통해서였다. 내 나이 스물다섯 때 엄마가 갑자기 말기 암으로 진단받으시고, 1년 반의 투병 끝에 돌아가셨다. 당시 나는 엄마의 간병과 함께 그때껏 해본 적 없던 부엌살림을 맡게 되었는데, 암환자는 식이가 매우 중요하므로 채식 위주의 건강식 요리법을 배웠고, 나도 자연스레 엄마와 같이 규칙적인 건강식을 하게 되었다. 그랬더니 놀라운 변화가 나타났다. 그때까지 아무리 병원을 다니고 좋다는 약을 써 봐도 낫지 않던 피부와 소화기 트러블, 생리통이 잦아들기 시작했던 것이다.

먹는 것이 얼마나 건강에 중요한지 그 당연한 원리를 그제야 깨달은 것이 어이가 없지만, 당시는 지금처럼 젊은 사람들에게도 건강관리가 중요한 이슈인 시대가 아니기는 했다. 어느 시대나 보통의 젊은 사람들은 대충 아무렇게나 살아도 건강에 큰 문제가 없을 것이다. 그러나 나처럼 어릴 적부터 관리가 필수인 약골도 있는 법, 다시 말하지만 건강관리의 핵심은 모두 타고난 체질과 상황이 다르다는 전제에서 시작한다. 나이가 들수록 점차 공평해진다는 것은 다행이지만 말이다.

그렇게 엄마를 떠나보내며 건강관리의 중요성을 뼈저리게 깨달은 나는 이후로 꾸준히 식이를 관리하며 지냈고, 덕분에 10대, 20대보다 건강한 30대를 보낼 수 있었다. 그러나 운동에 대해서는 그때까지도 제대로 깨닫지 못했다. 물론 운동을 하긴 해야 한다는 생각에 헬스, 수영, 요가 등 대중적인 운동을 등록해 본 적은 있지만, 너무 힘들고 지겨워서 얼마다니지 못했고, 집에서 혼자 책이나 방송을 보며 이른바 '홈트'(홈 트레이닝)만 했다. 30대가 되니 똑같이 먹어도 살이 찌기 시작하기에 체중 관리를 위해 움직인다는 의미가 컸다. 물론 꼼짝도 않고 있는 것보다는 개운하고 나았지만 식이만큼 효과를 본 것도 아니니, 안 그래도 싫어하는 운동에 재미를 붙일 수는 없었다.

게다가 몸이 틀어진 상태에서 멋대로 운동을 하면 오히려 상태가 악화될 수 있다는 사실을 당시엔 전혀 몰랐다. 이 점은 다른 많은 사람들도 아직 잘 모르거나, 알아도 심각하게 생각하지 않는 듯한데, 그것이 바로 내가 이 책을 쓰기로 결심한 이유이다. 좋은 운동에 대한 정보는 충분히 넘치는 세상이지만 전문가의 필요성이 여전한 이유도 여기 있다. 많은 지식과 경험을 갖춘 전문가가 아닌 이상, 혼자 운동하면서 자신의 자세를 정확히 파악하기는 힘들기 때문이다.

몸이 아프지 않을 수도 있구나!

올바른 운동의 중요성을 깨닫게 된 계기 또한 내 삶에서 가장 중요하고, 동시에 힘들었던 사건이었다. 여동생이 먼저 결혼을 하고 아이를 낳았는데, 전혀 예상치도 못하게 세쌍둥이가 태어난 것이다. 온 식구가 만사를 제쳐두고 육아에 매달려 하루하루를 겨우 넘기는 판에 나 역시 돌아가신 친정 엄마의 빈자리를 메우기 위해서라도 조카 육아에 최선을 다해야 했다. 2년 정도는 최소 일주일에 2~3일 이상 동생네 육아를 도

왔다. 셋 중 두 아이는 잠투정이 심해 매일 밤잠을 재울 때는 심하면 두 시간씩 들고 서성대야 할 정도였다. 원래 근력이 약한 데다 단 한 번도 제대로 몸을 써본 적이 없던 내가 갑자기 그런 고강도의 육체노동을 하게 되니 몸이 남아날 리 없었다.

아이들이 두 돌이 가까워 체중도 꽤 무거워졌을 무렵, 나의 손목, 허리, 무릎이 동시에 고장 났다. 통증 때문에 계단 오르내리기도, 허리 숙여 머리 감기도, 병뚜껑을 따기도 힘들었다. 한 마디로 '일상생활 불가'였다. 정형외과에 진료를 받으러 갔더니 대기실에 나 말고는 온통 할아버지, 할머니만 계셨다. 물리치료를 받아봤지만 효과는 그때뿐이었다. 아무리 타고난 약골이라지만 40도 안 된 나이에 멀쩡한 사지와는 영영 이별인 것인가, '현타'에 눈앞이 캄캄해졌다.

그때 기적처럼 리샘필라테스 김월영 원장 선생님을 만나게 되었다. 내 사정을 알게 된 친구가 소개해 주었는데, 당시 필라테스를 그저 유행하는 운동 정도로만 알고 있던 나는 '제대로 움직이지도 못하는데 무슨 운동이냐, 병원에서도 못 고치는 걸 운동으로 어떻게 고치겠냐'라며 시큰둥했다. 그러나 그 친구는 이미 필라테스와 김월영 선생님의 신통함(?)을 직접 체험하여 믿음이 있었던지라 끈질기게 나를 설득했다. 친구는 자기 동생을 통해 선생님을 알게 되었는데, 그 동생이 했다는 말을 이후 내가 두고두고 인용하게 되었다.

"아, 몸이 아프지 않을 수도 있구나!"

하지만 처음 선생님을 만날 때는 전혀 큰 기대 없이 그저 지푸라기라

노 삽는 심성이었다. 그런 나를 선생님은 이리저리 한 5분 정도 신난하시더니 이렇게 말씀하셨다.

"통증은 10회 정도면 잡을 수 있겠네요."

그 말이 너무나 충격적이어서 몇 년이 지난 지금까지도 잊을 수 없이 생생하다. 늙어갈 일만 남은 몸뚱이에 죽는 날까지 그럭저럭 관리나 하며 달고 가야 할 통증이라 믿었는데, 겨우 10회만 운동하면 잡을 수 있다고? 무슨 저명한 정형외과 의사도 아니고 필라테스 강사가 이런 말을 하다니… 솔직히 너무 놀랐지만, 과장된 느낌 없이 담백하고도 따뜻한 그 말투에 믿음이 가기도 해서, 밑져야 본전이라는 마음으로 바로 20회를 등록했다. 그리고 '기왕에 하는 거…'란 생각으로 주 2~3회씩 꼬박꼬박 센터에 가서 운동하며 최선을 다해 선생님의 지도에 따랐다.

결론부터 말하자면 정말로 통증은 10회 만에 잡혔고, 이후로도 선생님의 지도에 따라 운동을 지속한 나는 말 그대로 인생이 달라지는 걸 느꼈다. 팔자에 없던 육아로 얻었던 통증은 물론이고, 어릴 적부터 시달려 온 이유 모를 두통과 생리통에서 해방되었고, 1년 넘게 운동을 지속하자 키가 1cm 이상 커지고 신발 사이즈가 5mm 줄기까지 했다.

가장 중요한 포인트는 틀어져 있던 체형과 자세를 교정한 것이었다. 물론 근력이 늘고 몸매가 다듬어지고 체력도 좋아지는 등 여러 다른 장점도 있었지만, 진정한 운동 효과는 일상에서 틀어지고 망가진 몸을 바로잡고 치유하는 데 있다는 것을 알게 되었다. 이 과정이 필요 없이 단지 기능만 향상시키는 것으로 충분할 만큼 균형 잡힌 몸을 가진 사람은 얼마 되지 않는다. 특히 필라테스는 본래 환자들의 재활을 위해 고안된 운동이므로 이 목적에 안성맞춤이다. 필라테스의 효과에 감명받은 나는 그때부터 운동 혐오자에서 완전히 전향하여 운동의 필요성, 특히 필라테스에 대한 전도자이자 찬양자가 되었다.

그러나 이후 몇 년간 꾸준히 운동을 계속하면서 나는 또 다른 중요한 사실들을 깨닫게 되는데, 첫째, 모든 필라테스 센터가 운동의 본래 취지에 충실한 지도를 제공하는 것은 아니라는 사실, 둘째, 무엇보다 내가 받은 지도가 단순히 필라테스에만 기반한 것은 아니라는 사실이었다. 김월영 선생님이 개인 사정으로 잠시 센터 운영을 쉬었기 때문에 알게 된 것이었다. 운동을 계속하고 싶었던 나는 다른 필라테스 센터에 다니려 했다. 사실 리샘필라테스 센터는 우리 집에서 꽤 멀어 편도 한 시간 가까이 걸리는 거리였으므로 그만 가까운 곳으로 옮기는 것도 좋겠다 싶었다. 요즘 코너마다 하나씩 있는 것이 필라테스 센터이니 적당한 곳을 찾기는 어렵지 않을 거라 생각했다. 정말 큰 착각이었다.

결국 나는 잠시 일을 쉬고 계시던 김월영 선생님을 굳이 우리 집 거실로 모셔 개인지도를 받기 시작했다. 기구도 없고 공간도 답답했지만 내가 가본 어떤 멋진 시설을 갖춘 센터보다 나았다. 그때부터 본업인 연구자 기질이 발동한 나는 선생님께 운동을 배우는 것뿐 아니라 다각도로 인터뷰를 하며 내가 배운 운동이 어떻게 다른 것인지 분석하기 시작했다.

결론은 앞서 말했듯 두 가지였다. 필라테스 협회와 센터가 난립하고 있지만 교정과 재활이라는 본래의 취지에 충실한 지도자는 많지 않다는 구조적 문제, 그리고 사람의 몸 상태와 상황은 너무나 다양하기에 아무리 좋은 솔루션이라도 한 가지만으로 모든 문제를 해결하기에는 어렵다는 문제. 말씀을 나눠보니 선생님은 이미 (당연하게도) 두 가지 문제를 인식하고 나름의 해결책을 모색하고 계셨다. 첫 번째로는 선생님이 회장인 필라테스 협회(대한신체조절필라테스협회)를 설립하여 올바른 지도자 양성 과정을 운영하고 계셨고, 필라테스 외에도 원래 전공인 발레, 요가, 경침(목침)운동법, 스포츠 마사지, 심리 상담까지 다방면의 공부를 통해 사람의 몸을 종합적으로 진단하는 자신만의 노하우를 끊임없이 쌓고 계셨다.

선생님의 운동 효과 다음으로 놀라웠던 것이 이런 이력이었는데, 이력 자체보다 그 사실을 이렇게 파헤쳐 볼 때까지 굳이 드러내지 않고 계셨다는 게 더 놀라웠다. 업계 사정에 대해 내가 잘 아는 바는 아니지만, 이 정도 이력과 실력이 흔하지는 않을 것 같은데… 아닌가? 싶어 나는 주변에서 필라테스를 하고 있거나 했던 지인들을 수소문해 더 자세히 알아보기 시작했다.

선생님은 1년 후 다시 센터를 오픈하셨는데, 이전보다 오히려 우리 집에서 더 멀어졌는데도 나는 여전히 그곳으로 운동을 다니고 있다. 수많은 내 친구와 지인들도 그곳에서 운동을 하고 있으며, 심지어 나보다 더 먼 데서부터 다니는 이도 여럿이다. 다른 곳에서 오래 운동을 했던 사람일수록 리샘필라테스에 대한 집착(?)이 심하다. 내 몸 상태에 꼭 맞는 균형 잡힌 운동 지도를 받기가 쉽지 않다는 것을 경험으로 알기 때문이다. 한 친구는 선생님을 만나보고 나서, 자기는 몇 년이나 비싼 센터에서 필라테스를 배웠는데 지금까지 대체 뭘 한 건지 모르겠다고 화를 내기도 했다.

조심스러운 부분이 있다. 최선을 다해 올바로 운동을 지도하시는 분들이 아주 많이 계시다는 사실을 알고 있다. 내가 배운 운동만이 정답이고 최고라는 이야기를 하려는 게 아니다. 다만 사회적으로 운동에 대한 필요성과 이점이 충분히 알려져 있는데도 불구하고 '(나에게) 적절하고, 균형 잡힌' 운동을 만나보지 못해 진정한 운동의 효과와 의미를 알지 못하는, 지난날의 나와 같은 사람들이 아직도 너무나 많은 현실이 안타까운 마음에 이 책을 쓰기로 결심한 것이다.

내 안타까움의 또 한쪽에는 김월영 선생님에 대한 마음이 있다. 선생님은 운동 지도자로서 누구와도 견줄 수 없는 실력과 열정, 성실과 진심을 가진 분이지만, 자신을 드러내고 알리는 데는 도통 재주가 없는 분이다. 누구보다 자신에게 엄격해 지금도 끊임없이 여러 방면으로 공부하시랴, 찾아오는 한 사람 한 사람 정성을 다해 돌보시랴 여력이 없을 만도 하지만 말이다. 내가 본 선생님은 언제나 잠잘 시간, 식사할 시간까지 쪼개가며 일하고 계시지만 한 사람의 에너지와 영역에는 한계가 있을 수밖에 없다. 선생님의 노하우와 철학이 더 널리 알려지고 전해졌으면 좋겠다. 이 책을 통해 자신에게 적절한, 그리고 기초부터 올바른 운동과 지도자를 찾는 이들이 많아졌으면 좋겠다. 그리고 더 많은 운동 지도자 또는 지망생들이 이 철학과 노하우를 공유하고 계승해 주었으면 좋겠다. 솔직히 말해 선생님이 나이 드시면 이 명맥이 끊길까 봐 두려운 마음이 이 책 집필을 결심한 가장 큰 계기일지도 모르겠다.

운동이라고 다 같은 운동이 아니다

나의 직업은 작가이자 성격 심리학 이론을 바탕으로 한 상담자, 교육자이다. 어릴 적부터 인간 내면에 관심이 많아 다방면으로 공부를 하다 보니 자연스럽게 하게 된 일들이다. 심리학에도 여러 분야가 있는데 내가 성격 심리학에 꽂힌 것은 인간의 개별성이야말로 한 인간을 실질적으로 이해하는 가장 중요한 출발점이라 판단했기 때문이다. 우리 모두는 인간으로서 공통점을 갖고 있지만 개인마다의 차이는 생각보다 큰 경우가 많다. 누군가에게 좋은 방식이 모두에게 좋은 방식이 될 수는 없는데, 이것을 알지 못하는 데서 수많은 오해와 상처, 폭력까지 발생한다. 거기에 더해 김월영 선생님과의 만남은 몸 건강이 마음 건강과 떼려야 뗄 수 없다는 어쩌면 당연한 사실, 그리고 몸 건강의 원리 또한 마음 건강의 원리와 비슷하다는 사실을 깊이 깨닫게 해주었다.

심리 상담사나 운동 지도자나 자신이 주로 전공하고 기준 삼고 있는 이론이나 종목이 있기 마련이다. 나 같은 경우에는 에니어그램, 김월영 선생님은 필라테스가 그것이다. 그러나 아무리 훌륭한 이론이나 종목이라 해도 한 가지 기준만으로 한 사람의 문제를 근본적으로, 입체적으로 다루기는 어렵다. 인간은 너무나 복잡하고 다양한 존재이며, 세상도 빨리 변하기 때문이다. 따라서 전문가라도 끊임없이 다양한 방면으로 지식과 경험을 쌓기 위해 노력해야만 한다. 나도 선생님도 이런 마인드에 서로 공감했기에 많은 것들을 나눌 수 있었다. 나는 상담을 하면서 정신 건강을 위한 솔루션으로 몸 건강관리와 운동을 더 자주 권하고 있으며, 선생님은 반대로 나를 통해 몸 건강을 돌보는 데 마음공부가 꼭 필요하다는 사실을 깨닫고 지도자 교육과정에 에니어그램 특강을 추가하는 등 함께 노력하고 있다.

그러다 지금은 함께 책까지 쓰고 있으니 어느 정도 동업자가 되었다 할 수 있지만, 실은 우리는 한 번도 의도적으로 동업을 생각한 적이 없다. 처음에는 서비스의 구매자와 판매자로 만났지만, 서로 진심을 다하다 보니 인간적으로도, 일적으로도 점점 많은 것들을 나누게 되면서 자연스럽게 맞은 상황일 뿐이다.

나와 김월영 선생님은 심리 상담과 운동 지도라는 조금 다른 분야에서 일하고 있지만 결국 같은 길을 추구하고 있다고 생각한다. 바로 '치유자'이다. 치유자라 하면 거창하게 들릴 수 있지만 사실 이상적으로 모든 사람은 서로에게, 무엇보다 스스로에게 치유자가 되어야만 한다. 몸도 마음도 다치지 않고 살 수 있는 사람은 없기 때문이다. 나와 선생님은 좀 더 전문적인 배움을 통해 치유를 돕는 일을 업으로 삼고 있을 뿐이다. 우리도 우리의 도움으로 치유받으시는 분들을 통해 치유를 받으며 살아간다.

그러나 내가 살면서 받은 수많은 치유 중에서도 선생님으로부터 받은 치유는 특별한 의미이다. 삶에서 몸의 중요성을 깨닫게 해주었으니 말이다. 그렇다, 우리는 몸이 아프지 않을 수도 있다! 그리고 몸이 덜 아프면 정말 많은 것이 달라진다. 화가 덜 나고, 덜 피곤하고, 무엇이든 더 참을 수 있고, 따라서 더 많은 일을 잘할 수 있고, 주변 사람들과 관계가 좋아지고, 행복하고 건강한 삶을 향한 선순환이 시작된다. 나처럼 10대, 20대보다 건강한 30대, 30대보다 건강한 40대를 맞을 수 있다. 적절하고 올바른 운동은 이에 충분조건은 아니지만 필요조건이다. 더 이상 새파랗게 젊은 나이가 아니라면 더욱 그렇다.

이만 진짜 가이드인 김월영 선생님께 화자를 넘기려 한다. 선생님의 이야기는 크게 3부로 나뉜다. 특정 운동을 넘어 '토털 바디 컨설팅'이 어떻게 구성되며 어떻게 활용할 수 있는지에 관해서가 1부, 그리고 어떤 종목을 선택하든 건강을 위한 생활 운동에서 가장 중요한 기본인 바른 자세에 관한 필수적인 해설과 적용법에 관해서가 2부, 나의 자세를 평가하고 어떻게 적용을 해야 할지를 알려주는 운동법에 관해서가 3부이다. 이 이야기를 통해 부디 우리가 경험한 치유의 길에 바로 당신이 꼭 함께하게 되었으면 좋겠다.

Part 1

발레 교사, 토털 바디 컨설턴트가 되다

Part 1

발레 교사,
토털 바디 컨설턴트가 되다

김월영

지금은 생활 운동 지도자로 일하고 있지만 나의 원래 전공은 발레이다. 요즘 발레를 생활 체육으로 하시는 분들도 많지만 본래 발레와 같은 무용은 체육보다 예술에 가까운 분야이다. 나는 어릴 적부터 예술 쪽에도 관심이 많았다. 초등학교 4학년 때부터 중학생 때까지 대구 MBC 어린이 합창단, 대구 소년소녀 시립합창단에서 쭉 활동하면서 막연히 음악 쪽으로 진로를 생각하고 있었다. 그런데 운명을 바꿀 경험을 두 가지 하게 된다.

첫 번째는 중학교 1학년 여름, 합창단의 일본 초청공연 준비로 우리 민요에 맞춰 흩날리는 듯한 손동작을 연습하면서 '세상에 이런 아름다운 움직임이 있다니!' 하며 매료되어 버린 것이다. 후에 그것이 한국무용의 동작이라는 사실을 알게 되었다. 두 번째 경험은 그해 겨울, 다니던 교회의 찬양집회에서 흰 옷을 맞춰 입은 두 언니의 율동 공연을 본 것이었다. 그 선의 아름다움과 가사 내용이 몸짓으로 표현되는 것에 감동하여 '나도 커서 저 자리에 서려면 무용을 꼭 배워야겠다.'라는 간절한 마음이 들었다. 부모님께서는 감사하게도 무용학원에 보내달라는 나의 요청을 들어주셨고, 학원 선생님께서 나의 신체 조건을 확인하고 발레를 하면 좋을 것 같다고 추천하셨다. 그렇게 시작한 발레는 대학 전공으로까지 이어지게 되었다.

발레를 하면서 행복했고 열정을 다했지만 시간이 지나면서 전문 무용수보다는 지도자의 길을 꿈꾸게 되었다. 그 계기는 고등학교 1학년 겨울방학 때의 일이었다. 학교 수업이 끝나갈 때쯤 갑자기 밀려오는 허리 통증에 한 걸음도 디딜 수 없고 허리를 펼 수조차 없었다. 식은땀을 뻘뻘 흘리며 겨우 들어간 병원에서 다행히 뼈에는 이상이 없고 허리 염좌라는 진단을 받았지만, 한 달간 누워서만 지냈어야 할 만큼 만만치 않은 부상이었다. 중요한 겨울방학 시기에 연습을 하지 못한다는 속상함과 불안감에 스트레스를 받으며 약에 의존해야 했고, 회복된 이후로도 트라우마가 생겨 허리를 과하게 사용하는 동작에서는 '절대로 다시 다치지 말아야지' 하는 생각으로 늘 조심하면서 노심초사 무용을 했다.

그래도 포기하지 않고 노력하여 무용과 명문인 세종대학교에 진학할 수 있었고, 즐거운 학창시절을 보내며 4학년 때는 콩쿠르에 입상도 했다. 하지만 부상 후유증으로 신체 가동 범위에 한계를 느끼면서, 그리고 나와 같이 어린 나이부터 이런저런 부상으로 고생하는 친구들을 돕고 싶다는 생각이 들면서 점차 지도자로서의 진로에 마음이 끌리기 시작했다. 그래서 교직 이수를 받았고, 4학년 때 모교인 경북예술고등학교로 교생 실습을 가게 되었다. 고등학교 때부터 계셨던 교장 선생님께서 나의 노력을 좋게 봐주신 덕에 다음 해 졸업 후 바로 모교에서 발레 교사로서 학생들을 만날 수 있게 되었다.

무용 학도에서 무용 지도자로

　가르치는 일은 내 적성에 잘 맞았다. 새내기 교사인 나는 학생들에게 주고 싶은 것이 너무나 많았다. 열정을 다한 수업과 발표회를 통해 학생들의 재능과 아이디어를 최대치로 살려주고자 했고, 새로운 수업 방식을 시도하기도 했다. 그 과정에서 여러 한계와 문제점도 느끼게 되었다. 가장 크게 와닿은 문제는 역시 학생들의 부상과 통증이었다. 입시와 대회 준비로 인해 연습량이 늘어나면서 반복적이고 잦은 부상으로 몸 상태가 좋지 않고 아픈 학생들이 많았다.

　지금까지도 발레, 필라테스, 무용수 상해 예방 지도자 등 여러 분야에서 무용 전공자들을 많이 지도하고 있는데, 언제나 부상과 통증은 가장 심각한 문제이다. 대개 어릴 적부터 무용을 해온 친구들이 고등학생 정도 되면 물론 전공에 따라 차이는 있으나, 발, 발목, 무릎, 허리 등 온몸에 안 아픈 곳이 없을 정도로 통증에 시달리며 수시로 한의원과 정형외과에 오가는 경우가 너무나 많다. 특히 콩쿠르와 입시 실기시험이 있는 기간에는 진통제에 의존하여 버티는 경우도 허다하다. 몸이 아파도 당연히 참고 연습해야 한다고 생각해서 아파도 아프다고 말조차 못 하는 학생들을 보며 연습을 시킬 수도 안 시킬 수도 없는 난감한 나날들이 많았다.

　특히 부상으로 연습량이 급격히 줄어들면 움직임이 둔해지는 것은 당연하고, 한창 성장기에 호르몬 영향으로 지방 세포가 증식되면서 살이 쉽게 찌기도 하여 정신적 스트레스도 극심하다. 뒤돌아서면 배고픈 게 자연스러운 이 시기에 체중 조절은 너무나 고통스러운 자신과의 싸움이다. 이런 어려움을 겪는 학생들에게 여러모로 자기 몸을 관리하고 보호하는 요령에 대한 지도가 절실히 필요하다는 생각이 들었다.

다치지 않고 무용을 할 수는 없을까? 병원을 다녀온 후 바로 실기 동작을 하는 건 무리인데, 어떤 동작을 하라고 하면 좋을까? '살 빼!', '언제까지 몇 kg 빼야 해!', '곧 콩쿠르야!'가 아닌 건강한 다이어트는 어떻게 지도하면 좋을까? 내가 겪어왔던 것처럼, 그리고 지금까지도 계속되고 있는 무용계의 관행처럼 어린 학생들에게 무조건 아파도 힘들어도 참고 버티라고 강요하는 것이 아니라 그들을 실질적으로 도와줄 수 있는 길을 고민하기 시작했다.

그러던 어느 날 지인이신 한 무용과 교수님이 "따끈하게 배워 온 동작이야."라며 같이 해보자고 권유를 하셨다. 그날 교수님에게 배운 것은 공과 같은 도구를 바닥에 놓고 발바닥을 마사지하는 동작이었다. 지금은 마사지 볼로 발바닥을 마사지하는 동작은 누구나 알고 있을 법하지만 그 당시(2000년도)에는 너무나 새롭고 놀라운 동작이었다. 그 효과를 맛본 순간 바로 '이거다!'라는 확신이 들어 내가 가르치는 전공반 학생들에게 즉시 전수했다. 안전 야구공이나 테니스공을 구입하여 가방에 넣고 다니면서 수업 전후에 발바닥 스트레칭을 수시로 하라고 가르쳤다.

그때는 포인(point: 발레에서 발등과 발가락을 길게 앞으로 뻗어주는 기본 동작)을 많이 하는 학생들에게 발바닥 이완 운동을 하면 좋겠다는 단순한 생각에서 지도했지만, 지금은 발에 대한 더 깊은 비밀을 알게 되면서 발바닥 마사지가 아주 중요한 동작이라는 사실을 분명히 알고 있다. 나는 이 동작을 23년째 가르치고 있는 중이다. (자세한 내용은 3-3. '발' 파트 내용을 참고하기 바란다.)

이를 계기로 근육을 이완시켜 통증과 부상을 줄이는 도구의 활용과 동작을 본격적으로 연구하기 시작했다. 예를 들어 발레의 대표 동작인 '다리 찢기', 즉 두 다리를 ㅡ 자로 벌리는 이 동작이 가능하도록 하기 위해 학생들은 보통 3인 1조로 날마다 벽에 기대 앉아 서로의 몸을 눌러가며 강제로 스트레칭을 하는데, 너무 힘들어 울기도 한다. 근육의 성질은 유전적으로 사람마다 다르다. 타고난 유연성을 가진 친구는 비교적 수월하겠지만, 그렇지 않은 친구에게 스트레칭을 빨리 해결하기란 참으로 어려운 일이다.

나도 학생 때 너무나 힘들게 스트레칭을 했던 경험이 있기에 어떻게든 학생들을 도와주고 싶은 마음에 조급하고 답답하기도 했다. 남을 도와주기 좋아하는 만큼 새로운 것을 배우기 좋아하고, 무언가 필요하다 싶으면 어떻게든 해결해야만 직성이 풀리는 내 성격으로 나름 다양한 동작을 고안하며 가장 안전하게 몸을 사용하는 방법에 대해 하나씩 깨닫게 되었고, 이를 학생들에게 전수하면서 발전시켜 나갔다. 지금까지도 끊임없이 새로운 분야를 공부하고 궁금한 도구를 사서 직접 체험해보며 내가 쌓아온 경험에 접목하고 있다.

필라테스, 신세계를 만남

　몇 년 후 학교를 그만두고 무용 입시 강사로 활동하고 있을 때, 요가&필라테스 센터를 운영 중이던 한 지인의 연락을 받아 센터를 방문하게 되었다. 당시 2010년도쯤엔 필라테스가 국내에 소개되어 곳곳에서 수업을 하고 있을 때라 잘은 몰랐고 그저 '이참에 나도 몸을 좀 풀고 운동이나 해야겠다.'라는 가벼운 마음으로 찾아갔는데, 그 길로 요가와 필라테스 자격증 반에 등록하였고 지도자의 길로 들어서게 되었다. 당시까지 사실상 예술 분야인 무용만이 최고의 운동이라고 생각하던 나에게 필라테스, 요가와의 만남은 신선한 충격이었다.

　발레 등 무용 동작은 해부학적 기준 이상 가동 범위를 요구하는 경우가 많다. 즉 정상 범위를 벗어나 인체의 기능적 가능성을 최대화하는 기술을 연마하는 데 목표가 있다. 그에 비해 필라테스나 요가는 기본자세의 정렬을 중시하고, 생활 속에서 틀어진 골격계의 움직임을 제자리로 돌릴 수 있도록 바른 몸을 만드는 데 목표가 있다. 필라테스와 요가를 배우면서 그동안 내가 무용을 지도하며 고민해온 부분의 통합적인 원리가 드디어 보이는 것 같았다. 답은 바로 올바른 자세, 체형 교정이었다.

　보통 사람들은 건강을 위해 운동을 하지만 직업적으로 운동을 하는 선수들이 오히려 몸이 아픈 경우를 많이 보았을 것이다. 특정 종목의 기능을 최상으로 끌어올리기 위해서는 같은 자세, 같은 동작을 수없이 반복해야 하니 그러다 보면 몸에 무리가 오고 불균형이 오기 마련이다. 심시어 부상을 당해도 충분히 회복하지 못하고 다시 운동을 해야 하는 경우도 많기에 선수로서 능력은 빼어나도 생활인으로서는 늘 아픈 몸인 경우가 많다. 물론 이는 보통의 생활인들도 마찬가지이다. 직장인, 학생들도 앉아서 책이나 전자기기를 들여다보며 생활하는 시간이 길다 보니 자세나 체형 자체가 틀어져 있는 경우가 대부분인데, 이 부분에 대한 고려 없이 무작정 운동을 하다 보면 어떤 기능은 향상시킬 수 있겠지만 결과적으로는 오히려 더 몸이 망가질 수 있다.

따라서 특정 동작의 반복에도 불구하고 몸이 최대한 올바른 정렬을 지킬 수 있도록 보강 운동을 해주어야 하는데, 여기에 요가나 필라테스가 답을 줄 수 있을 것 같았다. 이렇게 정렬에 집중하다 보니 요가보다는 필라테스가 더욱 적합하다는 판단이 들어, 이후로는 필라테스 이론을 중심으로 연구와 지도를 이어가게 되었다. (요가와 필라테스의 비슷한 점과 차이점에 대해서는 2-2. '요가' 파트에서 자세히 설명할 것이다.)

또 하나 나에게 큰 영향을 준 것은 경침(목침)운동법의 만남이었다. 나무로 만든 경침 또는 목침이라 부르는 기구를 통해 몸 구석구석 움직임만으로는 풀기 어려운 근육과 혈을 자극해 몸을 풀어주고 바로잡아주는 운동이다. 요가, 필라테스와 달리 경침(목침)운동법은 아직 널리 알려져 있지 않으나 지금 내가 가장 좋아하는 운동 도구이며, 내게 지도를 받는 거의 모든 분들에게 꼭 추천하는 좋은 운동이다.

이외에도 나는 더욱 건강하고 바른 몸을 만드는 데 도움이 될 만한 것이라면 무엇이든 배웠다. 그러다 보니 현재 주로 지도하고 있는 발레,

요가, 필라테스, 경침(목침)운동법 외에도 운동 처방, 스포츠 마사지, 스포츠 심리 상담, 비만 관리 등 각종 자격증을 무려 20개 가까이 가지고 있다. 나도 이 책을 쓰려고 정리해보기 전까지는 내가 이렇게 많은 자격증을 가지고 있는지 미처 깨닫지 못하고 있었다. 잡다한 자격증이 많다고 해서 실력자가 되는 것은 아니지만, 그만큼 다양한 관점에서 해결책을 찾으려 노력했다는 흔적은 되겠다.

　이렇게 무용으로 시작해 다양한 운동을 배우고 지도하는 방법을 통해 사람의 몸을 종합적으로, 근본적으로 이해해가는 경험을 쌓으며 내린 나의 결론은 첫째, 사람마다 취향에 맞는 운동 종목도 있겠지만 건강을 위해서라면 무엇보다 몸 상태에 필요하고 적절한 운동을 하는 것이 중요하다, 둘째, 역시 건강을 위해서 운동을 한다면, 어떤 종목이든 우선 바른 자세에서 시작해야 한다는 것이었다. 오랜 시간 수많은 회원님들을 만나 운동 지도와 상담을 하면서 접했던 문제와 고민들은 다양했지만 해결되지 못하는 이유는 모두 비슷했는데, 결국 자세의 중요성이 빠져 있고 동작만 따라가는 겉도는 운동을 하고 있다는 사실 때문이었다.

'토털 바디 컨설턴트'의 길로

이러한 나의 깨달음을 더 많은 분들에게 전달하기 위해서는 기존의 시스템을 통해서만은 한계가 있다는 생각을 많이 하게 되었다. 필라테스는 본래 재활 운동에서 출발한 만큼 자세와 정렬이 가장 기본이 되는 운동임에도 불구하고, 최근의 필라테스 지도자 교육과정을 보면 이에 대한 충분한 이해와 개념을 갖춘 지도자를 양성하기에 부족한 면이 많다. 따라서 필라테스라는 운동 본래의 유익을 경험할 수 있는 센터도 많지 않은 실정이다.

결국 나는 2021년 필라테스 협회(대한신체조절필라테스협회)를 창설하고, 필라테스의 본래 취지에 충실하면서 나의 다양한 노하우를 통합적으로 전수할 수 있는 지도자 자격과정을 만들었다. 또한 다양한 분야에서 접목한 동작과 테라피를 통해 무리할 수밖에 없는 무용수들의 몸을 바로잡고 돌봄으로써 부상과 통증을 최대한 예방하도록 하는 '무용수 상해 예방 지도자' 자격과정도 만들었다. 무용수 상해 예방 지도자라는 분야에서 현재 등록된 유일한 자격과정이기도 하다.

그러나 이러한 자격과정만으로는 나의 지향을 다 설명할 수 없고 바른 자세의 중요성을 전달하기에도 한계가 있다는 생각이 들어 '토털 바디 컨설턴트'라는 개념을 창안하였고, 그것을 증명하기 위해 이렇게 책까지 쓰게 되었다. 현재 나는 필라테스 센터를 운영하며 발레와 요가도 지도하고 경침(목침)운동법, 필라테스, 무용수 상해 예방 지도자 자격증

과정을 운영하고 있지만, 아픈 몸의 문제를 해결하고자 나를 찾아오시는 모든 분들께 내가 섭렵한 모든 종목의 노하우를 총동원하여 접근한다. 그것이 바로 '토털 바디 컨설팅'이다.

바른 자세의 가장 기초는 당연히 온몸을 떠받치고 있는 발이며, 몸이 아픈 분들의 대다수가 발부터 굳어지고 틀어져 있기에 공으로 발마사지하기를 우선 권하는 경우가 많은데, 많은 분들이 "필라테스에서 이런 것도 해요?"라며 의아하거나 신기해하며 질문하시곤 한다. 충분히 납득 가능한 답을 드리고 싶은데, 운동할 시간도 모자란 마당에 구구절절 설명하기 어렵고 내 말주변도 부족한지라 곤란할 때가 많았다. 이 책을 통해서 바른 자세의 중요성을 많은 분들이 알게 되었으면 좋겠다. 그리고 나와 철학을 같이하고 나의 노하우를 전수하여 함께 올바른 운동 지도자, 더 나아가 '바디 컨설턴트'로 성장하는 후배들을 많이 만났으면 한다.

바른 자세는 그 중요성에 비해 제대로 배울 기회가 너무나 없다. 공교육의 체육 교육 과정에서도 바른 자세에 대한 내용은 거의 없다. 유일하게 초등학교 1학년 교과서에 '책을 볼 때는 책상에 앉아 허리를 곧게 세워 30cm 정도 팔을 뻗어 시선은 책을 봐야 한다.'라는 언급이 전부이다. 개인적으로 바른 자세에 관한 배움은 빠르면 빠를수록 좋다고 생각한다. 다양한 연령대의 회원님들을 지도해보았지만 당연히 나이가 어릴수록 교정 효과와 속도가 빠르다. 그리고 어릴 때부터 바른 자세의 기준과 올바른 보행법을 알고 있어야 어른이 되어서도 스스로 건강관리를 잘할 수 있다.

물론 자세, 체형 교정에 골든타임이란 없다. 아무리 늦게라도 바른 자세의 중요성을 깨닫고 꾸준히 노력한다면 균형 잡힌 몸, 통증 없는 삶도 꿈만은 아니다. 한두 번의 움직임으로 금방 교정이나 개선이 되지는 않겠지만, 기왕 운동할 것 당장 땀 흘린 것에 만족하는 운동이 아닌 건강한 미래를 위한 운동을 했으면 좋겠다.

마지막으로 참 안타까웠던 회원님의 사례로 이 장을 마무리하고자 한다.

회원님 사례 1)

직장을 다니는 50대 여성 회원님께서 점심시간을 이용해 운동을 하고자 찾아오셨다. 회원님의 고민은 요즘 주말에 골프를 하는데 허리가 아프다는 것이었다. 이미 3년간 다른 센터에서 개인수업으로 필라테스를 해왔지만 틀어진 몸이 교정되는 효과는 보지 못했다고 했다.

첫 수업 때 늘 그렇듯 평소 자세대로 편하게 서 보시라고 한 뒤 자세와 체형을 분석했다. 그런데 이미 발부터 아치(발바닥 가운데 움푹 들어간 부분. 족궁이라고도 한다)가 무너져 평발이 되어 있는 상태였다. 모든 교정은 발부터 시작해 위로 쌓아가야 하기에 발 운동부터 필요하다고 말씀드렸더니 회원님 말씀이 "의사선생님이 내 발은 평발이라고 했는데? 어떻게 발바닥을 올려요?" 하셨다. 그래서 "다리의 정렬을 봤을 때 무릎이 안쪽으로 내회전 되어서 발목이 안쪽으로 내려왔어요. 안쪽으로 발목 중심이 밀리면 발바닥 족저근의 힘이 점점 약해져요. 하체의 정렬을 다시 맞추듯 하나씩 움직이면서 그 느낌을 알 수 있도록 도와드릴게요!" 하고 잘 설명해 드렸으나, 조금 따라 하시더니 "의사선생님이 평발이라고 했는데… 평발은 못 고친다고 얘기했어요. 이렇게 정렬을 맞춰서 서는 건 어렵고 나는 못 하겠으니 그냥 운동시켜줘요!"라고 역정을 내셨다.

그때 그분의 비위를 맞춰서 그냥 몸이 틀어진 것은 놔두고 동작만 하도록 해드리면 회원 한 분은 더 등록할 수 있었을지 모르지만 그것은 지도자로서 내 양심이 허락지 않았다. 다시 볼 수 없더라도 중요한 것을 얻어 가시길 바라는 마음으로 동작마다 연결된 발 운동을 시키면서 왜 발부터 시작하는지를 자세히 알려드렸다. 수업은 잘 마쳤지만 내 예상대로 그 회원님은 그 뒤로 더 이상 오시지 않았다.

아무리 몸이 틀어지고 둔해진 사람이라도 거울에 비친 자신의 모습을 보면서 집중한다면 자기 움직임을 조절할 수 있다. 움직일 수만 있다면 충분히 변화와 개선이 가능한 것이므로 노력하면 된다. '평발은 타고난다, 못 고친다'는 것은 선입견이다. 물론 유전적으로 타고난 발의 구조상 평평한 발도 있으나, 적어도 내가 만난 평발 회원님들 10명 중 9명은 하체 정렬의 무너짐으로 인해 생긴 현상이었다. 나와 함께 교정하고 회복한 사례도 셀 수 없이 많다.

바쁜 시간을 쪼개 귀한 돈을 써가며 운동하는데 전문가의 말이라고 무조건 따르거나 내 편한 대로만 해석하는 것보다는 상식적이고 합리적인 기준에서 판단하고 능동적으로 받아들여야 건강에 좋은 효과를 얻을 수 있다. 이와 같은 안타까운 사례를 줄이고 싶은 마음이 이 책을 쓰기로 계획한 가장 큰 이유이다.

※ 발의 정렬에 대한 내용은 3-3. '발' 파트에서 자세히 확인할 수 있다.

Part 2

국내 최초,
토털 바디 컨설턴트의
자격

Part 2-1

필라테스

필라테스란?

요즘 필라테스는 대중적으로 가장 잘 알려진 운동 중 하나이다. 그러나 어떤 연예인이나 인플루언서가 필라테스를 하고 있는지는 알아도, 필라테스가 어떤 운동인지 정확히 아는 사람은 많지 않다. 심지어 요가와 필라테스를 비슷한 운동이라 여기고 있는 분들도 많다. 물론 필라테스도 여러 흐름과 갈래가 있어 성격이 조금씩 다르긴 하다. 무엇이든 그 본질을 알기 위해서는 유래와 역사부터 살펴볼 필요가 있다.

필라테스의 역사는 생각보다 길지 않다. 필라테스는 1883년 독일에서 태어난 조셉 필라테스(Joseph Pilates)가 창안한 것으로, 그의 이름이 붙은 운동이다. 조셉 필라테스는 어릴 적부터 구루병과 천식을 앓는 등 몸이 약했다. 그런 아들을 위해 부모님은 운동을 가르쳤고, 조셉은 체조, 레슬링, 복싱, 호신술, 보디빌딩 등 다양한 운동을 접하며 신체적인 제한을 운동으로 극복하는 법을 배우게 되었다. 또한 동물에 관심이 많아 그 움직임을 관찰하면서 해부학에 대한 공부를 시작했다고 한다.

조셉 필라테스는 30세쯤부터 영국으로 건너가 복싱과 호신술 지도자로 일했다. 그러다 1914년 1차 세계대전이 터지면서 영국 랭커스터 지방의 외국인 수용소에 억류되었다. 그런 상황에도 그는 절망하지 않고 수용자들을 대상으로 운동 프로그램을 개발하여 지도하기 시작했다. 그리고 함께 운동한 수용자들이 억류 전보다 오히려 건강해졌다는 사실을 확인하고 자신의 방식에 확신을 갖기 시작하였다. 이때 수용소에서 지도했던 운동 프로그램이 후에 필라테스 방법론인 'Contrology(조절학)'이라 부르는 기초 체계와 필라테스 매트 운동의 바탕이 되었다.

1918년 세계적으로 독감이 유행하여 수천만 명이 죽었다. 많은 이들이 밀집 생활하는 수용소들이 큰 타격을 입었는데, 유독 조셉 필라테스가 있었던 곳에서만은 모두 건강 상태가 얼마나 좋았던지 한 명의 사망자도 나오지 않았다는 것이 전설이 되었다. 전쟁이 끝나갈 때쯤 조셉은 다른 수용소로 이송되어 전쟁 부상자들을 위한 재활 프로그램에 참여했다. 부상으로 움직임이 어려운 이들을 위해 침대 프레임에 스프링을 설치하는 등 누운 상태에서도 운동할 수 있도록 돕는 장치들을 고안한 것이 우리가 오늘날 보는 필라테스 기구의 시초가 되었다.

1919년 전쟁이 끝나고 수감에서 풀려난 조셉 필라테스는 본국 독일로 돌아가 자신이 개발한 운동법과 기구들을 종합, 정리하였다. 이 운동법은 '조절학'이라는 이름으로 현대 무용이론의 기틀을 세운 헝가리 안무가 루돌프 폰 라반(Rudolf von Laban)의 무용연구소에서 처음 실행되었다. 필라테스의 운동법은 곧 무용가들의 훈련과 재활의 핵심요소가 되었고, 여기에 영향과 감명을 받은 많은 무용가들이 1세대 필라테스 지도자가 되었다. 또 스타 복싱 선수인 독일의 막스 슈멜링(Max Schmeling)이 필라테스의 지도를 받은 뒤 1930년 세계 헤비급 챔피언이 되면서 필라테스는 세계적으로 더 널리 인정받게 되었다. 당대의 저명한 예술가들과 명사들, 정형외과 의사들마저 필라테스의 열렬한 추종자가 된 덕에 필라테스는 점점 대중화되기 시작했다.

조셉 필라테스는 단순히 운동법 개발과 지도에 그치지 않고 자신의 운동 철학을 강조하였다. '조절학'이라는 이름에서 알 수 있듯 그는 무엇보다 자기 몸을 스스로의 힘으로 조절(컨트롤)할 수 있는지를 중요하게 여겼다. 체계적이고 규칙적인 훈련으로 자기 몸을 제대로 조절할 수 있게 되면 몸이 건강해질 뿐 아니라 몸과 마음이 연결되면서 건강한 정신을 갖추게 되고, 이로써 우리 삶에 에너지가 생기고 고통을 줄여주며 세상에 긍정적인 영향을 미칠 수 있다는 것이 필라테스의 철학이다.

조셉 필라테스는 1967년 세상을 떠났지만 이후로도 그의 운동법은 점점 더 많은 사람들에게 인정받았고, 1980년대부터 본격적으로 붐이 일면서 필라테스는 세계적으로 주류 운동 종목이 되었다. 필라테스가 생전 "나의 연구는 시대를 50년 앞선다."라고 했던 말이 옳았음이 증명된 것이다.

이상에서 역사를 살펴본 것과 같이 필라테스는 본래 재활 운동에 뿌리를 두고 있으며, 신체뿐 아니라 정신까지 바로세우는 것을 목표로 하는 운동이다. 필라테스를 통해 몸의 유연성 증진, 자세와 체형 교정, 근골격계 질환 예방, 올바른 호흡과 효율적인 움직임 연습, 집중력 강화, 몸과 마음의 조화 등 평생의 건강한 습관을 위한 토대를 만들 수 있다.

무엇보다 필라테스는 남녀노소 누구나 가능할뿐더러 모두에게 필요한 운동이다. 운동 특성상 자세를 정확하게 봐야 하기 때문에 몸에 딱 붙는 운동복이 필요한 점과 사회적 인식, 유행 때문에 지금 필라테스는 여성들이 주로 하는 운동이 되었고, 센터 중에도 여성 전용으로 운영하는 곳이 많다. 그렇다 보니 남성들과 연령대가 높은 어르신들의 접근성이 상대적으로 많이 떨어진다.

하지만 필라테스를 만든 장본인이 남자이며, 재활과 교정에는 남녀노소가 따로 없다는 사실을 꼭 강조하고 싶다. 최근에는 병원에서도 물리치료와 함께 적절한 운동의 중요성을 강조하고 교정, 재활 솔루션으로 필라테스를 추천하고 있다. 특히 무용수, 운동선수 등 몸을 과격하게 사용하는 직업군에서 필라테스는 몸을 관리하기 위해 필수적인 '반려운동'이 되어야 한다고 생각한다.

필라테스 명언

"The Pilates Method of Body Conditioning develops the body uniformly, corrects posture, restores vitality, invigorates the mind and elevates the spirit."

"신체를 단련하는 필라테스 운동은 신체의 균일성을 발달시키고, 자세를 바르게 해주며, 활력을 회복시켜 주고, 정신의 활기를 북돋아 정신과 마음을 고양시킨다."

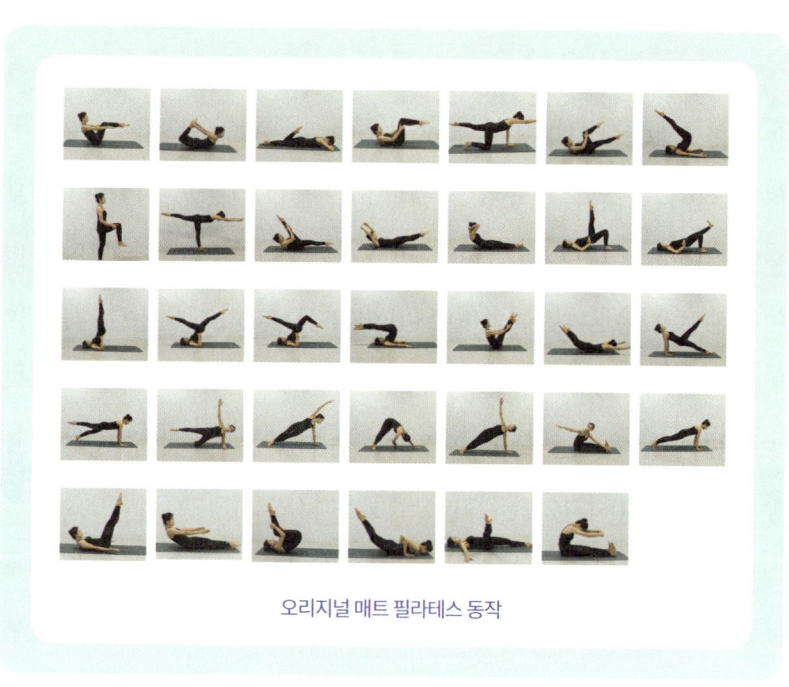

오리지널 매트 필라테스 동작

part 2. 국내 최초, 토털 바디 컨설턴트의 자격   41

내가 필라테스 협회를 만든 이유

　필라테스가 대중적인 운동이 되면서 필라테스 협회와 자격 과정도 흔해져 지도자가 되는 길은 넓어졌다. 그러나 자격증 따기는 어렵지 않아도 막상 실전에서 회원님들을 만나 수업을 하다 보면 교육과정에서 배운 것과 달리 부딪치는 부분이 많다. 당연한 것이 사람의 몸은 각자 불균형도 다르고 생활 습관과 성격도 달라서 같은 동작을 지도하더라도 접근법은 달라야 한다. 심지어 소통 과정에서 오해가 생기기도 하고 감정이 상하는 일들도 있다.

　그렇다 보니 강사들은 여러 워크숍을 다니면서 부족한 부분을 공부하고 연구하게 된다. 기본적인 내용은 비슷하지만 관점이나 강조점이 다르기도 하고, 변화하는 운동 트렌드나 마케팅과 연결되는 워크숍들도 넘쳐난다. 하지만 이렇게 배울 기회는 많아도, 아니 너무 많다 보니 정작 가장 중요한 부분을 잊게 되기 쉽다. <u>어떤 종목이든 지도자로서 가장 중요한 부분이란 '기본'과 '메타인지(자기객관화)'</u>이다. 모든 필라테스 지도자에게, 물론 나 스스로에게도 늘 묻고 싶은 질문은 이것이다. '필라테스의 기본을 충분히 내 것으로 소화하고 있는가?'

　모든 필라테스 지도자들은 분명히 필라테스라는 운동에 관한 기본 정신과 원리를 수료하고 자격증을 취득했을 것이다. 그런데 막상 수업을 시작하면 어느덧 기본은 온데간데없고 바로 유튜브를 검색하여 가장 유행하는 동작, 멋져 보이는 동작, 힘이 들어 운동한 기분이 들 만한 동작들만을 익혀 회원에게 지도하고 있는 경우가 많다. 동업자들에게 쓴 소리가 될 수 있지만 정직하게 내가 보고 들은 바에 의하면 그렇다. 새내기 지도자뿐 아니라 몇 년 차 강사들도 필라테스의 기본 원리는 등한시한 채 근력과 칼로리 소모 위주의 동작만 열심히 가르치고 있는 경우가 너무나 흔하다.

이렇게 수업의 본질이 변하는 주된 이유는 회원들의 즉각적인 반응에 휘둘리기 때문일 것이다. 특히 여러 강사들이 함께 근무하며 경쟁적으로 회원 수를 유치해야 하는 환경에서는 중심을 유지하기 어려운 것도 사실이다. 그러다 보니 점점 회원들이 당장 원하고 좋아하는 쪽으로 수업을 구성하게 되는 것이다. 물론 성과도 중요하지만 진정으로 누구를 위한 수업인지, 필라테스라는 운동의 본질이 무엇인지 다시 생각해 보는 기회가 되었으면 좋겠다.

예전에 같이 일하던 선생님들과 함께 세미나를 듣고 와서 나누던 대화들이 생각난다. "오늘 강의 내용들 우리 예전에 지도자 과정에서 들었잖아. 다시 들으니까 새록새록 떠오르더라." "워크숍 다니고 들어봐도 결국은 기본이야." … 현실에서 부딪치는 복잡다단한 문제들과 빠르게 변화하는 트렌드에 정신없이 휩쓸리다 보면 누구나 기본을 잊기 쉽다. 그러나 어떤 문제에 부딪쳐도 결국 근본적인 해결책은 기본이다. 기본으로 돌아가야 한다.

그런데 아무리 탄탄하게 다져놓아도 잊기 쉬운 것이 기본이건만 요즘 쏟아져 나오는 필라테스 지도자 교육과정을 보면 기본을 다지기 어려운 커리큘럼이 많다. 단적인 예로 매트 필라테스를 겨우 8시간 교육하고 자격증을 주는 곳이 허다하다. 사실 필라테스의 기본은 매트인데, 최근의 트렌드는 매트보다 기구가 차지하는 비중이 훨씬 커지고 있다. 기구가 아무래도 특별하고 멋져 보이다 보니 필라테스의 정체성이 기구가 되어버린 듯하다.

앞서 필라테스의 역사에서 살펴보았듯 필라테스 기구는 부상이나 병으로 몸의 움직임이 자유롭지 않은 사람들의 재활 운동을 돕기 위해 개발되었으므로 필라테스만의 정체성은 기구에서 비롯된 것이 맞다. 그러나 필라테스 운동의 기본 원리인 코어 운동과 정렬 동작에 오롯이 집중하기 위해 꼭 필요한 것이 매트 동작이다. 매트와 기구 필라테스의 관계와 차이점에 대해서는 조금 뒤에 자세히 설명하려 한다. 핵심은 매트의 중요성을 소홀히 하는 태도는 필라테스의 기본과는 거리가 멀다는 점이다.

그렇다면 필라테스의 기본이란 무엇인가? 필라테스 수업에서 가장 많이 나오는 단어들이 있다. '중심', '축', '균형', '코어', '정렬' 등이다. 필라테스는 중심축을 기준으로 신체 정렬을 바르게 하고 스스로의 힘으로 몸의 중심부(코어)에서부터 사지 전신을 정확히 컨트롤하는 것을 목표로 한다. 그리하여 가장 중요한 척추와 골반을 기본으로 전신을 바르게 교정하고, 심부근육 발달, 기초체력 향상, 다양한 근골격계 질환 예방의 효과가 있다.

이렇게 스스로 몸의 정렬과 균형을 잡을 수 있게 하기 위해서 필요한 것은 온갖 화려한 동작도 아니고 단순한 근력강화도 아니다. 바른 자세와 움직임이 무엇인지 알고, 느끼고, 유지할 수 있게 몸을 사용하고 단련하도록 전문가의 정확하고 세밀하고 꾸준한 지도가 필요하다.

그런데 지금까지 이 일을 하며 만나본 수많은 강사들 가운데 정렬의 원리에 따라 동작의 연속성을 가지고 수업하는 분들을 솔직히 거의 만나보지 못했다. 근육의 이름과 위치와 기능에 대해서는 열심히 공부하고 외워서 알고 있음에도 가장 중요한 정렬에 대한 개념이 없다면 틀어지는 골격계와 그 위 근육들의 움직임은 어떻게 되겠는가? 안타까운 마음이 크다. 이런 강사를 만난 회원은 단순히 동작을 배우고 움직였기 때문에 땀이 나고 운동한 기분은 나겠지만 정작 중요한 '스스로 정렬을 지키고 몸을 조절할 수 있는 힘'은 키우지 못했을 것이다.

필라테스 교재에 나오는 다양한 동작들, 기구를 활용한 신기해 보이는 동작들을 배우고 따라 할 수 있다 해도, 평소 생활하는 자세와 몸이 틀어져 있는 상태에서 운동한다면 진정한 효과를 보기 어려울뿐더러, 오히려 무리해서 몸이 안 좋아질 수도 있다. 공부를 할 때 기초가 허약하면 요령으로 진도를 나간다 해도 금방 한계가 드러나는 것과 똑같은 원리이다.

강사가 기본의 중요성을 알고 최선의 노력을 다한다 해도 회원들의 몸 상태를 개선한다는 것이 쉽지만은 않은 일이다. 몸의 상태와 상황은 가지각색이고 문제는 복합적인 경우가 많기 때문이다. 필라테스 이론에는 기초적인 해부학이 포함되어 있지만 운동 지도자가 의사는 아니므로 몸의 이해에 한계를 느낄 때도 많다. 강사가 할 수 있는 최선은 필라테스의 동작과 원리를 쉽고 정확하게 전달하여 자세를 바로잡고 나서 동작의 범위를 넓혀나가는 건강한 운동 패턴을 알려주는 것이다.

이 과정에서 또 하나 중요한 관건이 회원과의 소통이다. 운동을 하러 찾아오시는 분들의 성향과 니즈도 제각각이기 때문이다. 정렬과 기초의 중요성을 알지 못하고 빨리 진도만 빼고 싶어 하거나 단순히 멋진 동작을 해내고 싶다, 살을 빼고 싶다는 등 표면적인 목적에 마음이 급한 분들도 많이 만나게 된다. 당장의 반응에 연연하여 피상적인 수업을 하다 보면 지도자로서 기본과 점점 멀어질 수밖에 없다. 이런 분들을 설득하여 올바른 운동 방향으로 이끌기 위해서는 지도자로서 강한 확신과 자신감과 더불어 회원님들에 대한 인간적인 관심과 존중도 필요하다. 감정적인 소통이란 정말 중요하다. 강사의 말 한마디가 회원님의 의욕을 북돋울 수도 있고 완전히 꺾을 수도 있으며, 소통의 깊이에 따라 같은 운동 전략이라도 효과는 천지 차이가 될 수 있다.

이렇게 올바른 운동 지도가 말처럼 쉬운 일이 아니다. 진짜 실력은 자격증을 취득한다고 바로 얻을 수 있는 것이 아니라 오랜 기간 진지한 경험과 수련이 필요하다. 하지만 아무리 노력한다 해도 강사 혼자서 해결하기는 어려운 부분이 많은데 그런 부분을 실질적으로, 무엇보다 기본에 충실하게 도와줄 수 있는 교육과정 또한 드물다. 이러한 상황에 안타까움과 책임감을 느껴 협회를 창설하고 지도자 과정을 개설하게 되었다.

나 역시 십수 년간 지도자 생활을 하면서 누구에게도 도움을 받거나 조언을 구할 데 없이 혼자 고군분투하면서 외롭고 답답하고 힘든 시간을 보냈다. 그렇게 쌓은 노하우를 통해 오늘의 내가 되었으니 돌아보면 어려웠던 시절도 감사하지만, 지금 치열한 경쟁 속에서 새롭게 필라테스 지도자가 되고자 하는 후배들은 그렇게까지 돌아가지 않았으면, 굳이 겪지 않아도 될 시련은 겪지 않았으면 하는 바람이다. 그래서 아낌없이 나의 노하우를 나누며 서로 믿고 의지하고 성장하는 동료가 될 선생님들을 늘 기다리고 있다. 나의 경험상 진심과 실력이 있는 강사를 회원님들은 반드시 알아주게 되어 있다. 처음에는 의아함이 있더라도 점차 스스로의 힘으로 몸을 조절할 수 있게 되고 근본적인 변화와 건강의 회복을 느낄 때 '내가 정말 좋은 운동 선생님을 만났구나!' 하고 인정과 신뢰를 주실 것을 확신한다.

조셉 필라테스의 운동 철학이 담긴 『컨트롤로지를 통한 삶의 회복』이라는 저서에 "신체적 건강함은 행복의 첫 번째 필수조건이다."라는 문장이 있다. 건강하기 때문에 행복할 수 있는 것이다. 우리는 건강과 행복이라는 목적을 위해 운동이라는 연결고리로 만난 귀한 인연들이라는 사실을 늘 잊지 말았으면 한다.

회원님 사례 2)

직장 동료 두 분이 점심시간을 이용해 2:1로 운동을 등록하셨다. 그러나 일의 특성상 외근이 잦아 운동을 오지 못하는 날이 꽤 많았는데, 운동을 거르는 날이 길어질수록 만성적인 목, 어깨 통증과 전신의 뻐근함, 하체

부종을 호소하셨다. 충분한 스트레칭을 하면서 운동 진도까지 나가기에는 불규칙한 운동시간만으로는 턱없이 부족하다는 판단이 들었다. 그래서 각자의 상태에 맞는 동작을 알려드리고, 다음 수업 때까지 집에서 여유가 날 때마다 틈틈이 하시도록 과제로 내 드렸다. 그리고 수업 시간에는 그간 운동을 얼마나 하셨는지 시간대나 운동량, 결과를 체크하였다. 잘하시는 때도, 못하시는 때도 있었지만 몸 상태는 차차 나아졌고, 아무래도 과제를 체크 받기 위해 바쁜 일상에서도 운동을 좀 더 챙겨서 하게 되었다는 이야기를 전해 주셨다.

그때 경험을 통해 나는 수업시간에 하는 운동만으로 일상의 습관 속에서 틀어진 몸을 바로잡기란 역부족이므로, 변화를 만들기 위해서는 일상에서 틈틈이 실천할 수 있는 동작을 통해 스스로 몸을 관리하고 단련하는 법을 알려드리는 전략이 필요함을 깨닫게 되었다. 이후로 나는 거의 모든 수업마다 과제를 내드리는 루틴을 갖게 되었는데, 이를 통해 단순히 회원님에게 운동을 시키는 것이 아니라 자신의 몸을 체크하고 컨트롤하는 습관을 만들기 위함이다.

효과적으로 과제를 내기 위해서는 회원님의 몸 상태뿐 아니라 생활습관이나 성향에도 관심을 가져야 하며, 무엇보다 운동이 목표하는 방향을 정확하게 잡아야 한다. 이때 가장 먼저 해야 할 일은 역시 자세와 체형 분석이다. 나는 회원님과 거울 앞에서 함께 몸을 살펴보고 내 손으로 회원님의 몸을 만져보면서 내가 느끼는 부분과 회원님이 느끼는 부분에 대해 서로 소통함으로써, 자신의 몸에 어떤 불균형이 있으며 어떤 부분을 교정하고 개선해야 하는지 회원님이 스스로 느끼고 확인하도록 하고 있다.

매트 필라테스와 기구 필라테스, 뭐가 달라?

필라테스는 매트운동과 기구운동으로 나눌 수 있지만 기본 원리의 적용은 똑같다. 국내에 필라테스가 도입된 초기에는 요가와 헬스장이 대세였고, 필라테스 수업은 메인이 아닌 서브 강좌로 들어가는 경우가 많았으므로 당연히 특별한 기구가 필요하지 않은 매트 필라테스 수업이 많았다. 지금도 매트에서 할 수 있는 운동 종목들을 모아 수업을 하는 센터들이 있지만, 기구 필라테스가 성행하면서 최근에는 매트 필라테스 수업을 하는 곳을 찾아보기 힘들 지경이 되었다. 그러다 보니 많은 분들이 '필라테스=기구'로만 여기고 매트 필라테스는 저평가하는 경우가 많다. 그러나 매트와 기구 각각의 특성과 장점이 있기 때문에 둘 다 배우는 것이 이상적이다.

결론부터 말하면 매트 필라테스 동작은 필라테스의 동작의 근간이며, 기구 필라테스 동작은 매트 필라테스 동작의 응용이라 할 수 있다. 그러나 매트 필라테스가 기구 필라테스보다 기초적이거나 쉬울 것이라고 생각하면 오산이다. 오히려 매트 필라테스는 어떤 도구의 도움 없이 온전히 내 몸만 사용하여 운동해야 하기 때문에 같은 원리의 동작을 해도 더 어려울 수 있다. 매트 필라테스 동작을 통해 내 몸의 중심인 '파워하우스(powerhouse: 복부, 등의 하부, 골반을 포함하여 몸의 중심으로부터 뻗어나가는 힘)', 즉 '코어'의 힘과 내 몸의 움직임에 더욱 집중하게 된다. 다른 도구 없이 자신의 체중부하를 이용해서도 충분히 다양한 운동의 효과를 얻을 수 있다.

  기구를 활용하면 더욱 다채로운 응용 동작을 할 수도 있지만, 오히려 온전히 혼자서는 하기 어려운 동작을 기구의 도움을 받아 좀 더 수월하게 할 수도 있다. 다만 기구 위에서만 동작을 배우면 정작 매트에서 나 혼자 힘으로는 올바른 자세가 나오기 어려울 수 있다. 따라서 매트 필라테스와 기구 필라테스는 병행하는 것이 좋다. 매트 필라테스에서 기초를 배워 기구 필라테스에 적용을 해도 효율성이 좋고, 반대로 기구 필라테스에서 기초를 배우고 매트 필라테스로 이어 평생운동으로 해나가는 분들도 많다.

  매트 필라테스는 매트 한 장만 있으면 공간의 제약 없이 동작을 할 수 있는 장점이 있으므로 평생운동으로 삼기 최적이다. 물론 최근에는 중저가 필라테스 기구가 보편화되면서 가정용 판매도 증가되었다. 비교적 사이즈가 작은 체어나 배럴의 구매율이 높아졌지만, 작심삼일인 경우 구석으로 밀려 비싼 옷걸이가 되어버릴 수 있으니 주의하기 바란다. 또한 매트에 소도구를 추가하면 더욱 다양한 동작을 할 수 있다. 조셉 필라테스가 직접 고안한 소도구인 서클링부터 밴드, 미니볼, 토닝볼, 폼롤러 등 다양한 도구를 활용할 수 있다.

  필라테스 기구는 애초에 부상이나 질병으로 몸이 자유롭지 못한 이들의 운동을 돕기 위해 개발되었다는 점을 상기하자. 기구가 손과 발을 지지하여 몸의 중심을 잡도록 도와주고 어렵고 힘든 동작을 매트에서보다는 쉽게 수행하도록 해준다. 그러나 내 몸의 상태와 기구 사용법을 정확히 알지 못한 채 기구를 손에 잡게 되면 바로 목과 어깨에 과한 힘이 들어간다. 그런 상태로 단순히 동작만 따라 하게 되면 목, 어깨 근육의 강한 긴장과 수축 때문에 운동을 할수록 점점 통증과 불편함이 심해질 수도 있다.

기구 필라테스는 신체에 저항을 줌으로써 힘을 능률적으로 컨트롤하도록 도와주고, 일상생활에서 잘 사용하지 않는 관절과 숨은 근육을 자극해 운동하도록 해준다. 비교적 근력이 약하고 움직임에 제한이 있는 사람이 기구의 도움을 받으면 비교적 빨리 동작을 완성할 수 있다. 부상으로 인한 불균형을 교정하기에도 좋다. 무리 없는 운동을 도와주는 것이 기구이지만 활용에 따라 고난이도 동작까지 다양한 단계로 진행할 수 있다.

특히 바닥면이 움직이는 리포머는 신체의 안정성과 정렬을 확인하고 동작을 진행하기에 아주 적합하다. 단 정렬의 기본 원리를 먼저 알아야 안정성이 떨어지는 캐리지 위에 누웠을 때 필라테스 철학에 맞게 균형에 중점을 둔 운동을 할 수 있다.

필라테스 기구의 종류

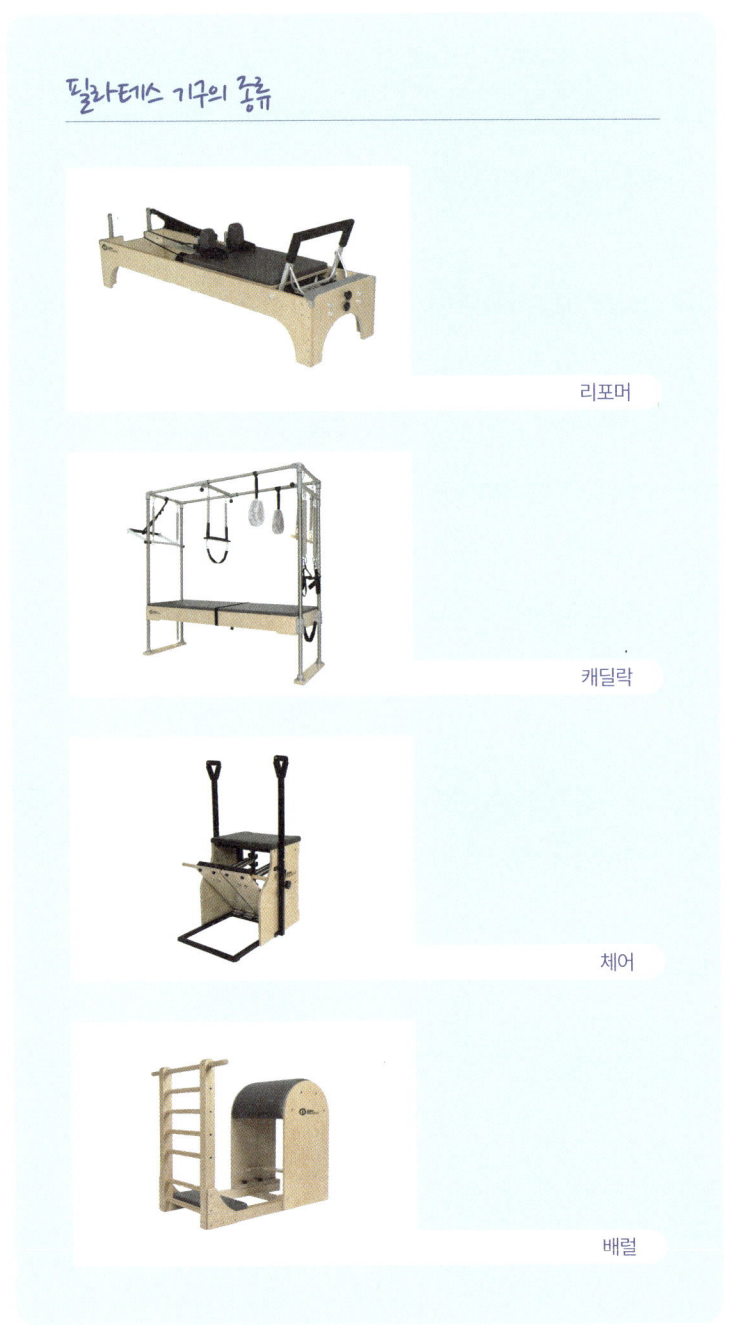

리포머

캐딜락

체어

배럴

필라테스 소도구의 종류

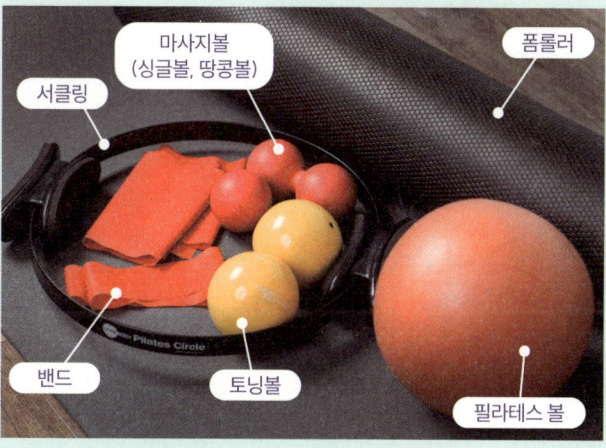

좋은 필라테스 센터 고르는 법

좋은, 그리고 나에게 맞는 운동 센터 고르기는 쉬운 일이 아니다. 상당 기간 직접 체험해봐야 알 수 있기 때문이다. 좋은 운동 센터, 강사의 조건으로 가장 중요한 사항은 '나의 운동 목적에 맞는 수업을 해줄 수 있는지'일 것이다. 그것을 알기 위해서는 등록하기 전 운동을 지도할 강사와 충분히 대화를 해보고, 가능하면 체험수업을 해보는 것이 좋다. 일단 등록 전 상담이나 체험수업에 성실히 임하는 강사라면 좋은 신호이다. 나의 건강상태와 운동 목적을 전달하고 강사의 수업 스타일과 방향을 들어보면 어느 정도 감이 잡힐 것이다. 운동을 함께 해가면서 운동 방향과 전략을 계속해서 협의할 수 있고, 더 나아가 내가 운동하는 진정한 목적이 무엇인지, 내 몸의 문제를 개선하기 위한 근본적인 해결책이 무엇일지 함께 고민할 수 있는 지도자라면 최선일 것이다.

회원님 사례 3)

한 30대 여성 회원님께서 출산하신 지 한 달 만에 센터에 찾아오셨다. 그런데 허리 디스크로 인한 통증과 손가락 마디마디의 통증을 호소하시면서 하시는 말씀이 "허리가 아픈 것은 출산으로 살이 쪄서 그런 것 같으니, 운동으로 살을 빼 달라"는 것이었다.

물론 여성들은 임신과 출산으로 인한 호르몬과 심리적 변화로 급격히 살이 찌기도 하기 때문에 부분적으로 그분의 말이 맞을 수도 있다. 그러나 나의 대답은 "그 말이 맞을 수도 있지만, 허리가 아픈 이유에는 여러 가지가 있다. 따라서 하나의 목적만으로 운동을 하기보다는 통증의 원인을 제대로 찾아야 한다. 지금은 출산한 지 얼마 안 되어 몸의 모든 기능이 약해져 있는 기간이므로 회복을 위한 운동을 먼저 하고, 이후 컨디션을 체크하면서 천천히 운동의 강도나 횟수를 조절하면 좋겠다."였다.

그럼에도 회원님은 "나는 당장 살부터 빼고 싶다. 다른 건 괜찮다."라고 계속해서 말씀하셨다. 대화를 충분히 나눈 끝에 나는 그 회원님을 등록시키지 않았다. 나 역시 두 번의 출산을 경험했다. 엄마가 한 생명을 뱃속에서 10개월 키워 탄생시키는 과정에서 얼마나 극심한 몸의 변화를 겪으며, 출산 직후 모든 영양소와 체내성분이 부족한 상태에서 가장 중요한 척추가 얼마나 뻣뻣하게 굳어져 있는지 나는 이론적으로도, 경험적으로도 잘 알고 있다. 그런 상황에서 단순히 다이어트만을 위한 운동이라니? 나는 지도자의 양심으로서 그런 수업을 할 수는 없다고 판단했다.

운동으로 살을 빼려면 아무래도 운동 강도나 횟수를 강하게 해야 하는데, 몸 상태를 고려하지 않고 고강도의 운동을 진행하면 당장 체중은 줄어들지 모르나 건강에는 오히려 악영향을 줄 수 있다. 사례와 같이 가시적인 부분과 숫자에만 강박을 갖고 운동을 하시려는 분들이 많은데 그것은 건강한 접근법이 아니다. 그나마 연령대가 낮다면 근육도 관절도 젊기에 좀 무리가 되어도 버텨낼 수 있겠지만 누구나 나이는 먹는 법, 결국 몸의 기능이 약해지고 관절이 닳고 영양소가 빠져나가는 중장년, 노년기를 맞이하게 되기 쉽다.

모든 일에는 순서가 있다. 운동 또한 마찬가지이다. 우리가 운전을 하거나 대중교통으로 이동할 때는 우선 나의 위치를 기준으로 지도나 내비게이션을 검색하여 출발하게 된다. 모르는 길이어도 안내만 잘 따라가다 보면 도착지가 나오기 마련이다. 때로는 길이 막히거나 잘못 들어서 돌아가기도 하지만 조금 늦더라도 도착할 수 있다. 그런데 무엇보다 중요한 내 몸을 위해 시간과 돈을 쓰는 운동은 그렇게 하지 않는 경우가 많다. 내 상태가 기준이 되는 안전한 움직임이 아니라 그저 많은 사람들이 하는 식을 내 길인 듯 따라가고 있는 분들을 보면 참으로 안타깝다.

운동을 해야겠다고 결심하시는 분들은 물론 이미 운동을 하고 계시는 분들께도 꼭 당부를 드리고 싶다. 스스로 생각하는 운동 목적의 우선순위가 있을 것이다. 그러나 1순위는 어떤 동작이든 정확히 제대로 따라 할 수 있는 몸의 컨디션을 만들기 위한 '자세교정'이어야 한다. 교정을 위한 운동은 무조건 강한 힘으로 버티거나, 목과 어깨 힘을 쓰며 동작을 하지 않는다. 나의 작은 움직임과 자세, 호흡을 스스로 분명히 느낄 때 교정이 가능하다. 지금 내가 어떻게 운동을 하고 있는지 점검해 보면 좋겠다. 그리고 어떤 곳에서 운동을 하든 나의 움직임과 힘의 조절에 집중할 수 있는 곳을 선택하기를 바란다.

Part 2-2

요가

요가란?

요가는 본래 단순한 운동 종목이 아니라 수천 년의 역사를 가지고 있는 수행 방법이다. 요가의 유래를 제대로 알기 위해서는 인도의 역사, 다양한 종교적 전통, 철학과 사상 등을 두루 이해해야 할 만큼 그 뿌리가 넓고 깊다. 지면의 한계가 있으므로 간단히 살펴보면 '요가(Yoga)'라는 단어의 어원은 인도의 고대어인 산스크리트어 'yuj'로 '연결하다, 결합하다'라는 의미이다. 말 그대로 요가는 몸과 마음, 나와 자연을 하나로 합일하는 것을 목표로 한다. 즉 자신의 가장 깊은 내적 본성을 다스리는 힘과 신체를 강하고 유연하게 단련하는 일련의 동작을 통해 몸과 마음이 조화를 이루도록 돕는 것이다.

요가 수업을 받아보면 배경음악부터 뭔가 심오한 느낌을 준다. 강사가 사용하는 용어들도 처음에는 낯설게 느껴질 텐데, 대부분 산스크리트어로 된 동작의 이름이다. 전 세계 어느 나라 사람이 수련을 한다 해도 같은 동작을 할 수 있는 약속의 언어이다. 각자의 삶도 상황도 다르지만 공통된 움직임으로 인간이 느낄 수 있는 신체적, 정신적 에너지의 흐름을 조절해가며 요가 수행자로서 깨달음을 얻을 수 있다.

요가는 깊은 전통만큼 수많은 갈래가 있어 자신의 선호와 필요에 맞게 선택할 수 있다. 그중에서도 현대인들이 가장 흔히 접하는 요가는 하타요가일 것이다. '하타'의 뜻은 '하(해)', '타(달)'로 반대의 힘을 상징하며, 하와 타의 합일은 음과 양의 조화, 즉 수축과 이완, 느림과 빠름, 유연성과 근력이라는 힘의 분배, 기쁨과 슬픔이라는 양면적 감정, 몸과 마음이 조화와 합일을 이루어 내가 하나로 통합됨으로써 진정한 평화와 행복을 찾는 것을 목적으로 한다. 그러다 보니 요가는 단순히 몸의 수련뿐 아니라 명상을 중요시한다.

요가는 누구나 가능하지만 아무래도 스트레칭이 잘 되는 사람이 할 수 있는 동작이 많은 것은 사실이다. 유연성이 부족하면 수업을 따라가기가 좀 힘들 수 있다. 그러나 요가가 가지고 있는 많은 장점이 있기에 마음이 간다면 도전해 보면 좋겠다. 내 몸이 나무토막같이 뻣뻣하게 느껴지고 움직임이 원하는 만큼 나오지 않더라도 기다리며 순응하는 힘을 길러보고, 명상을 통해 잠시라도 나를 돌아보고 보살피는 마음도 느껴보면 좋겠다. 현대인들은 늘 바쁜 일정에 떠밀려가듯 살아가느라 마음의 여유가 도무지 없고 늘 긴장해 있는 경우가 많다. 요가는 스트레칭과 명상을 함께 할 수 있으니 금상첨화이다. 요가 수련을 통해 자신의 신체적, 정신적 유연성을 연마하고, 잠재력을 새롭게 발견할 수 있다.

요가와 필라테스, 뭐가 달라?

요가와 필라테스를 비슷한 운동으로 알고 계시는 분들이 많다. 몇 년 전까지 매트에서 여러 운동 종목을 함께 지도하는 그룹수업이 성행했기 때문에 요가와 매트 필라테스를 함께 수업했던 경우가 많아 그런 인식이 많아졌을 것이다. 실제로 스트레칭에서 비슷한 동작들이 있기도 하다. 지금은 기구 필라테스가 성행하면서 그런 인식이 많이 사라지기는 했지만, 어쨌거나 필라테스와 요가는 근본이 전혀 다른 운동이다. 필라테스는 재활을 시작으로 골격계의 정렬과 관절의 가동 범위를 먼저 교정하고 움직임을 관찰하며 운동한다면, 요가는 가동 범위에 제한을 두지 않고 신체의 동작을 통해 내면의 수련도 함께 하도록 한다. 아래의 대조표를 참고하기 바란다.

	필라테스	요가
시작	1914년 1차 세계 대전 당시 포로수용소에서 신체 단련을 위해 조셉 필라테스가 시작	약 5000년 전 인도에서 유래, 고고학 자료에 의하면 BC3000년경 기록에서 요가 자세를 볼 수 있음
장소	매트, 기구운동	매트운동
근본 목적	재활, 교정	심신의 수련
운동 효과	균형 잡힌 근골격, 효율적 자세, 편안한 호흡, 건강하고 안정된 신체	몸과 마음의 조화, 세상과 나의 균형, 에너지의 흐름을 자세로 조절하며 깨달음

| 동작의 범위 | 해부학적 자세 기준으로 관절 가동의 허용범위 내 코어 근육과 호흡 운동 활성화 | 명상, 호흡, 스트레칭을 통한 조화로운 몸의 움직임 |

<u>필라테스와 요가에 비슷한 동작들은 있지만 몸을 움직이는 각도, 즉 가동 범위가 다르다.</u>

예를 들어 똑같은 '브릿지'라는 동작을 하더라도 필라테스에서 원하는 움직임의 각도와 요가에서 수련하는 각도는 다르다. 필라테스는 해부학적 기준으로 자세를 지도한다. 그래서 동작을 하다 보면 움직임을 제한받는 느낌이 들 것이다. 즉 더 움직일 수 있는데 움직이지 않도록 하는 경우가 있다. 그 각도를 지키지 않으면 골격계의 정렬을 맞추기 어렵기 때문이다. 반대로 어떤 동작이 어렵게 느껴지는 것은 틀어져 있는 자세가 습관이 되어 있다 보니 바른 자세를 취하기가 어려운 것일 수 있다. 그래서 무엇보다 바른 자세를 배우고 연습하는 것이 필요하다.

반면 요가는 독수리 자세, 고양이 자세, 나무 자세 등 동작 이름에서 알 수 있듯 자연과 동물의 형상을 몸으로 표현하며 수련한다. 해부학적 기준으로 관절 가동 범위의 제한을 두지 않다 보니 '사람의 몸으로 저게 가능하단 말이야?' 싶은 동작도 요가에서는 많다. 수련으로 신체적, 정신적 한계를 벗어남을 통해 어떤 경지에 도달하는 경험을 할 수 있다. 하지만 누구나 처음부터 어려운 동작을 완벽하게 해낼 수는 없다. 요가의 목적은 정해진 목표를 성취하는 것이 아니라 스스로를 수련하는 데 있다는 사실을 잊지 말고, 자신의 몸 상태에 맞게 천천히 난이도를 높여

나가야 한다.

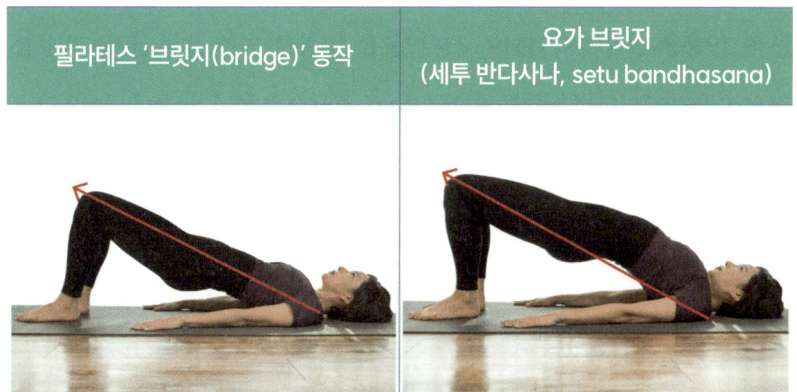

| 필라테스 '브릿지(bridge)' 동작 | 요가 브릿지
(세투 반다사나, setu bandhasana) |

요가를 생활 운동으로 할 때 주의점

상담을 하다 보면 '요가를 하고 나면 머리가 아프다'라는 얘기를 종종 듣는다. 모든 운동이 그렇듯 동작을 하면서 올바른 호흡이 중요하다. 요가에서는 한 동작을 수행하는 시간이 여느 운동보다 길기 때문에 동작과 호흡의 흐름이 하나 되지 못하고 버티면서 동작을 할 경우 어지럽거나 머리가 무거워질 수 있다. 어떤 동작이든 사람마다 수행할 수 있는 능력이 다르니 무리하게 따라가려고 할 경우 호흡이 흐트러지기 쉽고, 심하면 몸을 다칠 수도 있다. 그럴 때는 선생님의 멘트나 옆 사람들을 신경 쓰지 말고 잠시 휴식을 취하며 조절하는 요령이 필요하다.

이런 문제는 혼자서 요가를 할 때도 마찬가지이다. 요즘은 매체의 발달로 집에서도 화면만 켜면 요가를 배울 수 있는 방법들이 많다. 시간과 장소에 제약을 받지 않고 다양한 수업을 받을 수 있는 장점이 있지만, 영상 속 동작을 내가 정확하게 따라 할 수 있는지에 대해서는 고민을 해 봐야 한다. 마음처럼 몸이 따라주지 않는데 무리를 하거나 잘못 따라 하면, 최악의 경우 부상을 당하거나 제대로 된 운동의 효과를 보기 어려울 수 있다. 이는 요가뿐만 아니라 이른바 '홈트'의 공통된 문제이다.

강의 영상에서 나오는 강사들은 숙련자이다. 동작을 정확히 하는 법을 알고, 몸의 기능이 충분한 상태에서 진행하기 때문에 문제가 없지만 영상을 보고 따라 하는 사람들의 몸 상태는 천차만별일 것이다. 유연성과 관절의 가동 범위가 다를 수 있고, 몸의 어딘가 이미 틀어졌거나 불편한 상태일 수도 있다. 대부분의 경우는 영상을 보고 따라 하기 바쁘다 보니 웬만큼 내 몸에 대해서 지식이 없는 이상 정확하고 안전하게 동작을 하기가 쉽지 않다. 그래도 안 하는 것보다 낫다고 말하는 사람들이 많지만, 솔직히 그 부분에 대해서는 회의적이다.

우리 몸은 척추를 중심으로 시상면(전후), 관상면(좌우), 수평면(상하)을 기준으로 6면으로 나눠서 볼 수가 있다. 나는 회원님들의 동작을 볼 때 각각의 면에서 겉으로 보이는 뼈와 근육의 움직임뿐만 아니라 보이지 않지만 몸속에 숨어 일하는 뼈들의 위치와 움직임, 혈액순환, 골격계가 틀어졌을 때 눌리는 신경, 틀어진 뼈를 잡아주는 주변 근육의 여러 기능들까지 생각하며 지도한다. 이 부분에 대한 고려가 없으면 몸의 불균형이 있는 상태에서 단지 강사가 하는 동작의 겉모양만 따라가게 된다.

원래 필라테스와 요가의 의미는 평소 일상생활에서 잘 사용하지 않은 근육을 움직여 전체 몸의 기능을 활성화하고 균형을 찾는 데 있는데, 혼자서 운동을 하다 보면 내가 잘 안 되는 동작은 피하고 잘 되는 동작만 주로 하게 된다. 그러면 칼로리 소모는 되겠지만 움직임은 편중되고 불균형은 점점 심해지게 된다.

회원님 사례 4)

요가를 좋아하여 요가로 스트레칭을 꾸준히 하시는 회원님이 있었다. 운동에 있어서는 스스로 잘 관리하고 있다고 자신하는 분이었다. 그런데 눈에 보이는 문제가 여럿 있었는데 일단 척추가 일자에다 골반은 후방경사

(후만)였다. 그 결과 등에 통증이 있고 하기 어려운 움직임이 많았다. 앞으로 상체를 숙이는 전굴은 너무 잘 되는데 반해 반대 동작인 후굴은 전혀 되지 않는 상태였다. 집에서 매일 스트레칭을 한 시간씩 하면서도 후굴 동작은 안 되니까 하지 않는다고 하셨다.

이런 경우는 아무리 운동을 매일 한 시간씩 하고 스트레칭으로 시원한 기분이 들더라도 운동을 잘하고 있다고 할 수 없다. 내가 좋아하고 편한 동작만 하고 정작 내 몸에 필요한 동작은 하지 않는 것이기 때문이다. 척추는 한 방향으로만 움직여서 일하는 뼈가 아니다. 나는 회원님께 척추 뼈와 주변 근육의 움직임의 원리를 설명하고 "당장은 어려울 수 있지만 조금씩 척추를 다양한 방향으로 움직이는 기회를 준다면 움직임이 훨씬 부드러워지고 등의 통증도 줄어들 거예요."라고 교정의 필요성을 말씀드렸다. 그러나 회원님은 몇 년 동안 해온 자신만의 운동 방법에 확신을 가지고 있어 내 말을 받아들이지 않았다. 그리고 결국 홈트를 하기로 결정하셨다. 안타까웠지만 나로서는 해야 할 역할을 다했다고 생각했다.

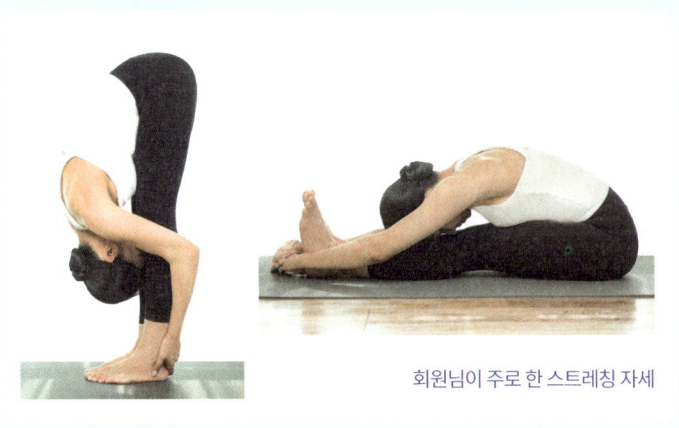

회원님이 주로 한 스트레칭 자세

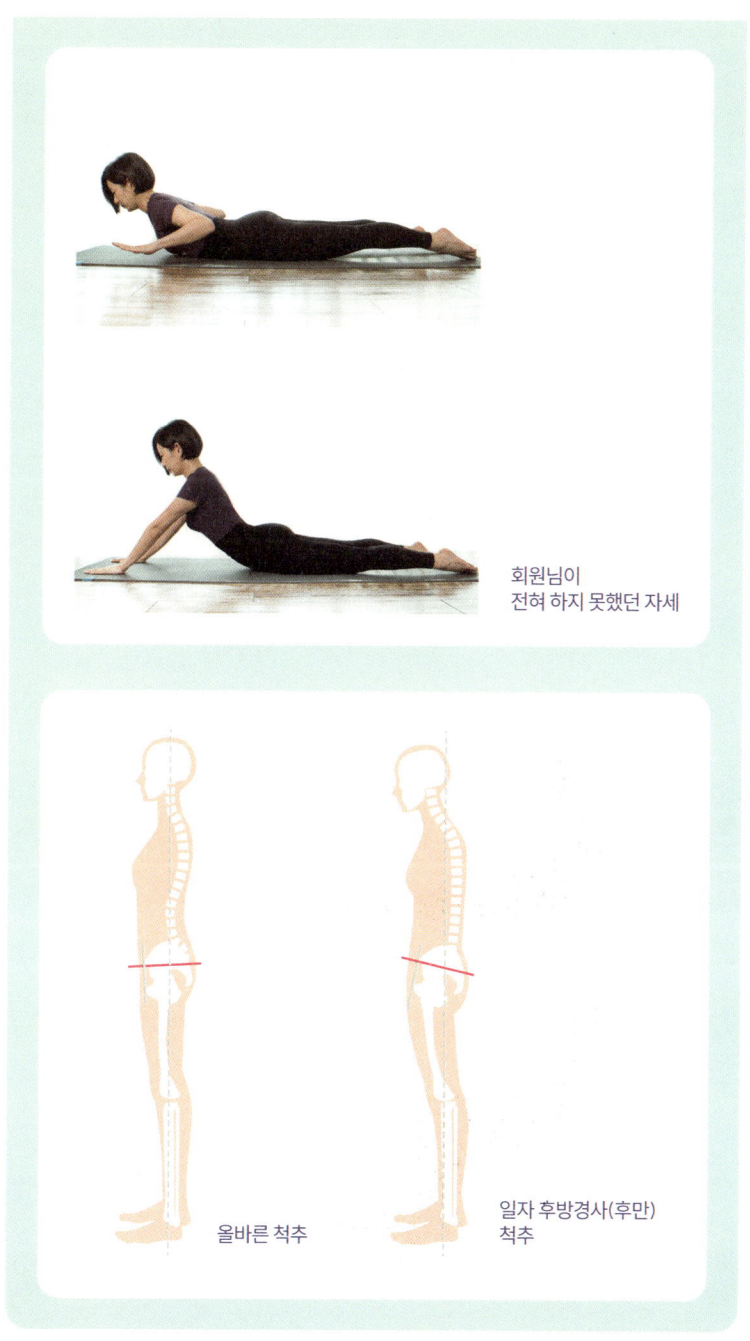

회원님이
전혀 하지 못했던 자세

올바른 척추   일자 후방경사(후만)
척추

회원님 사례 5)

타고난 유연성이 좋으신 한 회원님이 있었다. 그러다 보니 처음에는 안 되던 동작들도 조금만 연습하면 금방 가능해지며 실력이 빨리 늘었다. 그런데 문제는 요가 수업을 듣는 비중이 늘어나면서 상체의 흉곽(갈비뼈)가 앞쪽으로 과도하게 밀려 상체의 정렬이 무너지게 된 것이었다.

요가를 한다고 상체가 밀리는 것은 아니다. 다만 그 회원님의 경우는 유연성이 너무 좋다 보니 오히려 자세가 쉽게 무너지게 되었고, 무엇보다 어떤 운동을 하든 한 동작을 많이 하면 반대의 동작을 해서 몸을 제자리로 돌려놓는 노력이 필요한데, 그렇게 하지 않아 오히려 운동 때문에 몸이 더 틀어지는 결과를 낳고 만 것이다. 상체가 앞으로 밀리면 척추전만이 되어 허리 통증을 유발할 수 있다.

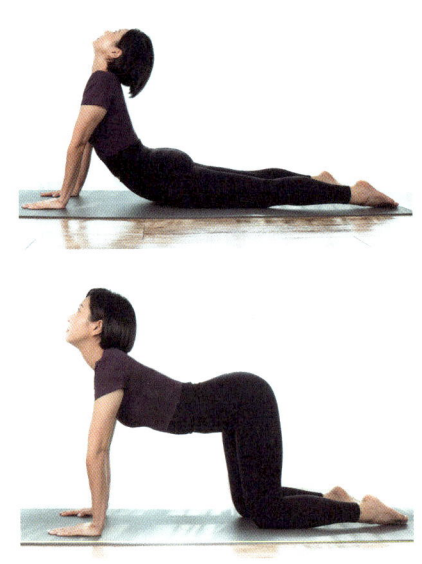

회원님이
주로 한 스트레칭 자세

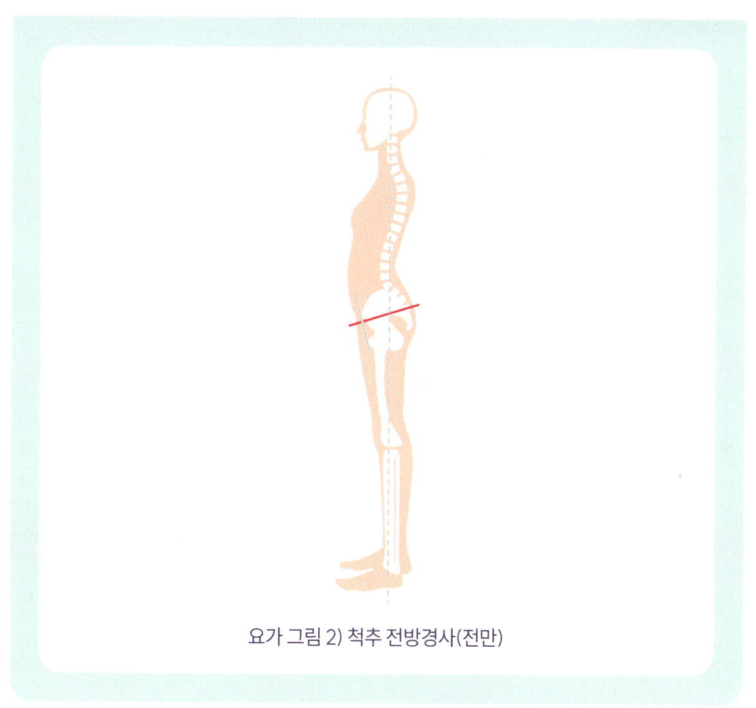

요가 그림 2) 척추 전방경사(전만)

　지금까지 살펴본 바와 같이 요가를 배울 때는 내 몸 상태에 무리가 될 수 있는 과한 동작에 주의하고, 무엇보다 호흡을 참지 않아야 한다. 다른 운동과 마찬가지로 요가를 할 때도 몸을 사용하는 기준을 잡아줄 선생님이 필요하다. 모든 요가 동작은 정해진 동작 안에서 내가 가능한 만큼만 움직이는 것이 원칙이다. 그런데 많은 선생님들이 "가능하신 만큼만 따라오세요"라고 말하면서 "더, 더, 더"를 덧붙이는 경우가 많아 회원들은 헷갈린다. 내가 준비한 순서가 기준이 아닌 회원님들의 상태와 요구를 중심으로 수업을 이끌어나가는 요가 지도자가 좋은 지도자이다.

Part 2-3

발레

발레란?

무대예술의 정수로 일컬어지는 발레! 발레라고 하면 보통 깡마른 발레리나들의 몸과 토슈즈 안의 망가진 발이 먼저 생각날 것이다. 발레는 주제와 스토리를 표현한 안무와 그것을 구현하기 위한 무용수들의 피나는 훈련에 화려한 의상, 무대 장치, 음악이 어우러진 종합적인 무대예술이다.

'발레(ballet)'라는 단어는 '춤추다'라는 뜻인 이탈리아어 'ballare'에서 유래되었다. 발레의 기원이 된 춤의 형식은 15세기 르네상스 시대 유럽의 상류층 문화를 선도하던 이탈리아 피렌체의 궁정에서 기원하였다. 16세기 피렌체 귀족 카트린 느 드 메디시스(1519-1589)가 프랑스 왕 앙리 2세의 왕비가 되면서 이탈리아의 발레를 프랑스 궁정에 전했고, 이때부터 전 유럽에 발레가 유행하기 시작했다.

'태양왕'으로 유명한 프랑스의 루이 14세(1636-1715)는 발레 애호가로 스스로 공연에 출연할 정도로 무용을 좋아했으며 재능 있는 무용수들을 궁정에 초청하여 발레의 발전에 큰 기여를 했다. 루이 14세가 무용수 양성을 위해 설립한 왕립무용학교의 초대 교장이자 왕의 무용교사였던 피에르 보샹은 다섯 가지 발 포지션과 턴아웃-회전-점프로 이어지는 발레의 기본 테크닉을 구축하였다.

이렇게 프랑스에서 초기 발레의 원리가 확립되었고, 프랑스 혁명 발발 이후 많은 무용수들이 안정된 환경을 찾아 전 유럽으로 흩어지면서 발레는 각국에서 다양한 방향으로 발전한다. 본래 프랑스 왕실에서 추던 발레는 왕실의 춤답게 엄격하고 딱딱한 동작이 많았으며, 의상도 발목까지 내려오는 긴 옷에 딱딱한 신발을 신고 가면까지 쓰는 것이 기본이었으므로 자유로운 움직임이 힘들었다. 근대 이후 발레 의상은 점점 짧고 가벼워져 현재와 같은 튀튀까지 발전하게 되었고, 특히 19세기 낭만주의 유행과 함께 토슈즈가 개발되면서 오늘날 발레의 가장 대표적 동작인 발끝으로 서기를 비롯해 더욱 다양하고 자유로운 동작이 가능하게 되었으며, 또 여러 가지 교수법도 개발되었다.

이렇게 궁정 문화, 고급 예술 장르로 시작된 발레를 현재는 전문적으로, 또는 취미로 남녀노소 누구든 배울 수 있게 되었다.

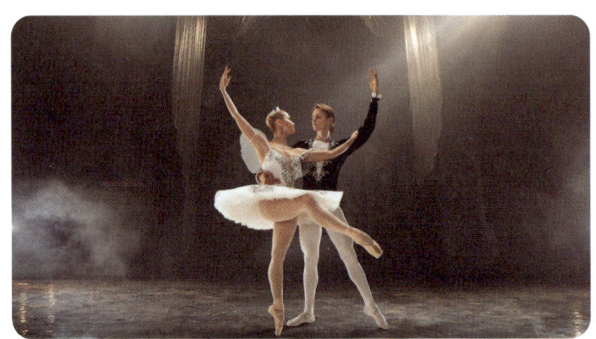

파드되(Pas de deux)

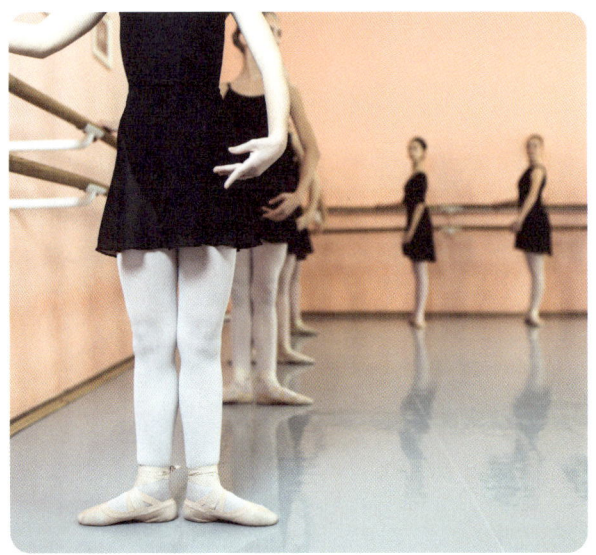

연습중인 발레리나

발레를 생활 운동으로 할 때 주의점
- 무용수 상해 예방 과정을 만든 이유

요즘에는 발레를 어린이 운동으로 경험하는 경우가 많다. 몸을 꼿꼿하게 세우는 발레의 동작이 성장기의 올바른 자세에 도움을 줄 수 있고, 특히 우아한 움직임과 예쁜 의상 때문에 딸을 키우는 부모님들이 많이 선호한다. 이렇게 건강과 예술적 감각을 키울 목적으로 시작한 어린이 발레에서 재능과 흥미가 발견될 경우 전공으로 이어지기도 한다.

그러나 발레는 본질적으로 사람 몸의 한계를 넘어서 아름다움을 표현하기 위해 만들어진 예술 장르이지 건강을 위해 고안된 운동이 아니므로, 전공으로든 취미로든 발레를 배울 때는 건강을 위해 반드시 유의해야 할 점이 있다. 발레는 겉보기엔 우아하고 가뿐해 보이지만 사실 대단히 정교한 움직임과 강한 추진력을 필요로 한다. 발레 동작을 제대로 구현하기 위해서는 반복적인 고강도의 훈련이 필요한데, 이것이 자칫하면 몸에 무리를 주는 것은 물론 신체의 균형을 깨뜨리고 심지어 변형시킬 수도 있다.

발레의 가장 기본자세인 '턴아웃(Turn-out)'을 예로 설명해 보겠다. 턴아웃이란 양 발끝을 바깥쪽으로 벌린 채 발뒤꿈치를 붙여 서는 동작이다. 전문 발레 무용수들은 양 발끝을 거의 180도 벌린 자세로 서 있는 것을 볼 수 있다. 발레의 스텝은 기본적으로 모두 턴아웃에서 시작되기에 발레를 시작하면 가장 먼저 익숙해져야 하는 자세가 턴아웃이다.

그러나 사실 턴아웃은 해부학적 정렬, 즉 골격계의 의학적으로 바른 자세와는 거리가 멀다. 올바른 턴아웃 자세는 고관절(골반과 허벅지뼈를 이어주는 관절)부터 시작해야 하는데, 일단 정상적인 고관절의 가동 범위가 그렇게까지 되지가 않는다. 전문 발레 무용수의 경우 각고의 훈련으로 고관절의 범위를 한계 이상으로 늘려놓은 것이다. 따라서 이미 몸이 다 성장하여 굳어진 성인이 턴아웃 동작을 제대로 하기는 어려우며, 개인에 따라서는 신체구조상 아예 불가능한 경우도 있다. 그런 상황에서 억지로 동작을 따라 하려 하면 하체 관절과 근육에 심한 무리를 주게 된다.

어린이의 경우 몸이 아직 유연하다 보니 어른보다는 잘 따라 하는 편이지만, 신경 써서 지도하지 않으면 고관절부터 움직이지 않고 발의 방향만 돌려서 겉모양만 비슷하게 하는 경우도 많다. 즉 안전하게 제대로 턴아웃 동작을 익히려면 그에 필요한 관절과 근육의 작용을 정확히 이해하고, 개인의 상태와 컨디션에 맞게 여러 기능적인 동작들과 체계적인 단계를 거쳐 지도해야 한다.

무엇보다 턴아웃이 해부학적으로 올바른 자세가 아니다 보니 거기 익숙해지다 보면 몸의 정렬이 틀어지고 무너지기 쉽다. 한쪽 방향의 운동을 많이 하고 나면 반대 방향의 운동도 충분히 해서 몸의 자세와 기능을 바로잡아주는 과정이 필요하다. 즉 발레 공연을 할 때는 턴아웃(Turn-out) 동작만 하더라도 훈련할 때는 그만큼 턴인(Turn-in) 동작도 필요하다는 말이다. 그러지 않으면 평소에도 발레의 기본자세와 비슷하게 가슴이 들린 채 척추와 골반은 앞쪽으로 밀리고 양 발끝은 벌어진 팔자걸음 자세가 되기 쉽다. 이렇게 정렬이 무너진 채 생활하다 보면 차차 허리, 무릎 관절 통증과 발 변형이 오게 된다.

전문 무용수는 동작을 정확히 할 수 있도록 테크닉을 훈련하는 것뿐만 아니라 안전하고 지속적인 움직임이 가능하도록 몸의 구조와 원리를 고려할 수 있어야 한다. 그러나 무용 지도자들 가운데는 이런 부분의 잘 중요성을 알지 못하고 그저 전통적인 방식으로 자신이 배워온 대로, 느낌대로 지도하는 경우가 많고 그러다 보면 잘못된 습관, 비효율적인 동작으로 부상, 통증이 잦고 기술 향상이 정체될 수밖에 없다. 단적으로 말해, 단순히 테크닉만 만들어내는 무용 훈련은 학생들의 몸을 망친다.

나도 무용을 전공하면서 이런 지식 부족으로 많은 고생을 겪었기에 지금이라도 무용 전공자들의 재교육을 통해 잘못된 근골격계 움직임을 수정하고 인식을 전환할 수 있도록 나의 노하우를 총동원해 '무용수 상해 예방 지도자 자격'이라는 국내 최초의 자격증 과정을 개설하였다. 아직은 초기단계라 이론의 깊이와 정리에서 다소 부족한 점도 보이지만, 무엇보다 시급히 필요한 교육이라는 책임감에서 시작하였다. 지금 당장 무용수들의 건강과 상해 예방을 위해, 그리고 무용이 건강한 생활 운동으로 활용될 수 있도록 하기 위해 몸의 정렬과 바른 자세에 대한 지식이 필요하다.

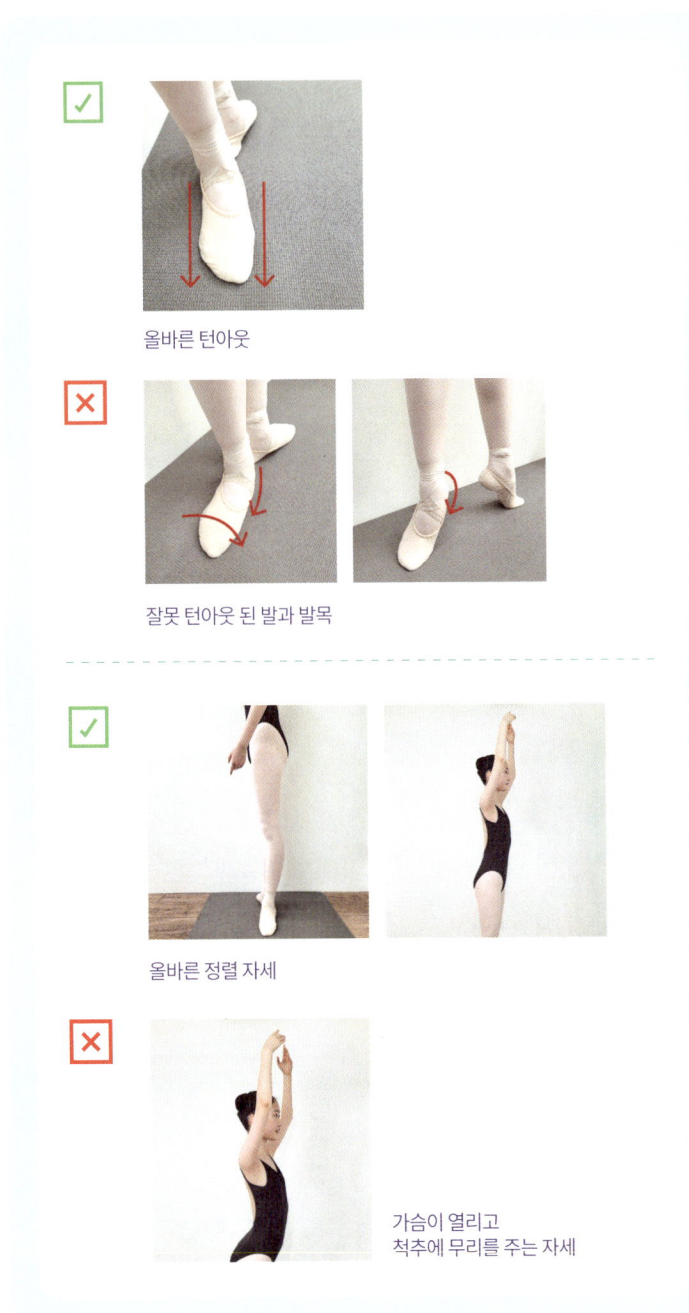

무용수 상해 예방을 위한 매뉴얼

1. 부상과 통증의 범위 확인
2. 틀어진 자세나 통증으로 인해 동작이 제한될 시 원인을 찾고 문제점 해결하기
3. 필요한 강화운동 및 이완운동으로 관리와 지속적 평가

• 상해 예방을 위한 제안

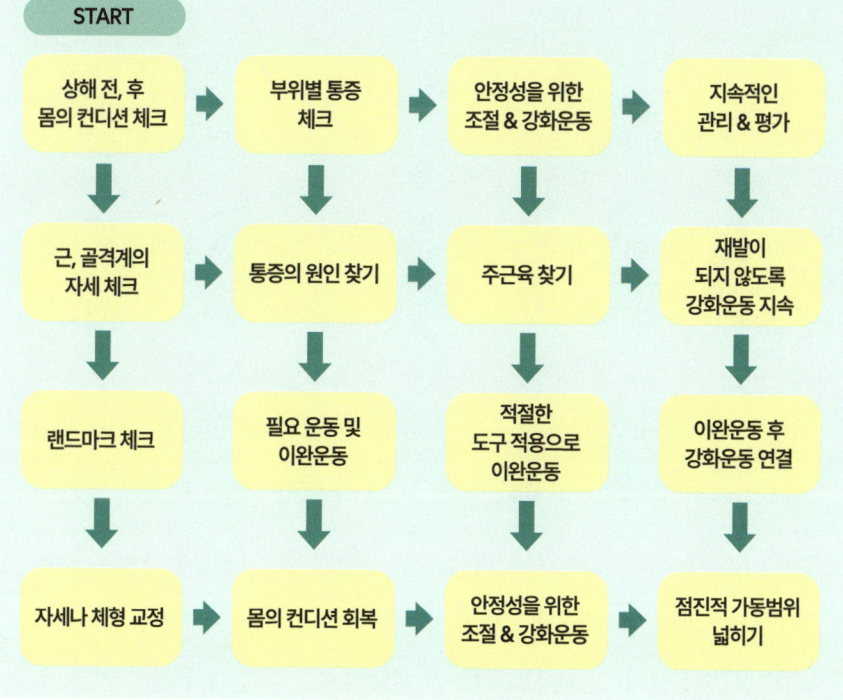

Part 2-4

스포츠 마사지

한 주간 열심히 일하고 주말에 외출하거나 또는 강도 높게 운동을 하고 난 다음 날 근육통이 찾아올 수 있다. 온몸이 쿡쿡 쑤시는 불편함을 느낄 때 마사지가 생각나는 분이 많을 것이다. 마사지는 손이나 도구로 체중을 전달하여 신체 부위를 자극함으로써 근육의 피로를 푸는 것이 기본 원리이다. 매우 다양한 종류가 있어 어떤 마사지가 나에게 맞는지 찾기가 쉽지 않을 수도 있다. 마사지의 효과에 대해 의문을 가지고 있는 분들도 있지만 대부분 자기에게 맞는 마사지를 적절히 활용해본 적이 없기 때문일 것이다. 신체의 기능을 최대한으로 활용해야 하는 전문 운동선수들이 대부분 전속 마사지사를 고용하는 등 마사지의 효능을 적극 이용하고 있는 것이 그 증거이다.

스포츠 마사지는 운동을 할 때 근육 손상을 예방하고 치료하기 위해 사용되는 마사지 기술이다. 스포츠 마사지는 피로를 빨리 회복시키고,

신체 불균형을 교정하며, 심리적으로도 진정시키는 효과가 있다.

모든 마사지에는 여러 장점이 있는 반면 다음과 같이 주의할 사항이 있다.

1) 운동은 하지 않고 마사지를 습관적으로 받는 것은 안 된다.

운동은 무엇보다 나의 노력이 필요하다. 반면 마사지는 누워만 있으면 알아서 다 해주기 때문에 아주 편안하게 시원한 기분을 얻을 수 있다. 이것이 과연 몸에 어떤 영향을 미칠까? 근육이 뭉쳐 뻐근하고 거슬린다고 그 자리에 마사지를 계속 받으면 오히려 근육을 자극함으로써 뭉친 근육층이 더 두터워질 수 있다. 근육이 왜 계속 뭉치는지 근본적인 원인을 해결하기보다 당장의 불편함을 풀기 위해 마사지를 횟수를 늘린다면 오히려 그런 자극만 가중될 것이다. 그러다 보면 점점 웬만한 힘으로는 시원함을 느끼지를 못해서 마사지의 힘의 강도만 계속 올리는 분들이 많다. 마사지가 필요할 때는 도움을 받아야겠지만, 속도가 더디고 귀찮더라도 스스로 근육을 움직이고 운동을 해야 근본적인 해결이 가능하다.

2) 근육통이 심하다고 마사지를 받는 것은 안 된다.

근육통으로 몸이 아플 때 스포츠 마사지를 받는 사람들이 많다. 불편함은 이해를 하지만 이미 근육에 무리가 와서 휴식이 필요한 상태인데 다시 자극을 하는 것은 바람직하지 않다. 근육이 아플 때는 근수축이 와 있기 때문에 또 다른 자극으로 근육의 긴장도를 높일 필요는 없다. 근육이 아플 때에는 미지근한 물에 몸을 담근다든지 찜질팩으로 해당 부위에 따뜻하게 이완해주고, 스트레칭을 하는 것이 효과적이다. 마사지를 받고 싶다면 부드러운 터치로 근육을 풀어주기만 하는 것이 좋다.

3) 척추에 관련된 통증이나 근육의 손상이 있는 경우 마사지를 조심해야 한다.

옛날에는 어른들이 몸을 풀기 위해 아이들에게 허리나 등을 발로 밟으라고 하시는 일이 많았다. 나도 어릴 때 아버지를 밟아드리며 마사지를 해 드린 적이 있다. 집에서 간단히 하는 마사지는 크게 문제되지 않겠지만 목, 허리, 척추 등에 질환이 있는 경우에는 상당히 조심해야 한다. 척추는 견고하지만 무심코 힘을 주는 것만으로도 뒤틀릴 수 있는 부위기도 하다. 척추신경이 잘못되면 신체 마비가 일어날 수 있다. 강한 자극의 마사지로 손상될 우려가 있기 때문에 척추질환이 있는 사람들은 삼가는 것이 좋다.

4) 몸에 열이 많거나 열이 있거나, 심장질환을 앓고 있는 경우 마사지는 좋지 않다.

마사지는 순환을 촉진하여 혈류를 활발히 만드는 원리이므로 원래 몸에 열이 많거나, 질환으로 열이 나고 있거나, 심장질환이 있는 사람이 마사지를 받으면 자칫 열이 오르고 심장에 부담을 줄 수 있으므로 피하는 것이 좋다.

 결론은 마사지가 안 좋다는 것이 아니라 나에게 맞는 마사지법을 잘 찾아야 한다는 것이다. 자신의 건강 상태를 잘 파악하고 적절한 방법과 강도로 시행하는 마사지는 건강에 도움이 되지만 그렇지 않는 경우는 역효과가 날 수 있으니 주의해서 잘 활용하면 좋겠다.
 잊지 말아야 할 점은 어떤 마사지든 타인의 손을 통해 받는다는 것이다. 일시적인 시원함과 편안함에 빠져 스스로 운동하는 시간을 확보하지 않으면 내 근육은 점점 약해질 것이다. 뭉치고 굳어져 단단한 근육도, 힘이 없어 흐물거리는 근육도 건강한 상태가 아니다. 건강한 근육이란 수축과 이완이 활성화되어 탄력 있고 회복력이 빠른 근육이다. 그런 건강한 근육을 만드는 비결은 운동밖에 없다.

Part 2-5

스포츠 심리상담

 운동 지도를 할수록 절감한 것은 몸과 마음은 둘이 아니며, 따라서 운동 지도를 잘하기 위해서는 심리적인 면에 대한 이해가 반드시 필요하다는 사실이었다. 그래서 스포츠 심리상담 자격과정까지 공부하게 되었다. 스포츠 심리상담의 목적은 심리상태 파악과 상담으로 동기를 부여하고 운동능력을 향상시키기 위한 것으로, 오늘날 운동선수들의 관리 시스템에 반드시 포함되는 프로그램이다. 하지만 스포츠 심리상담이 전문 선수들에게만 도움이 되는 것은 아니다. 건강과 즐거움을 위해 운동을 배우고 즐기는 모두에게 적용될 수 있다. 심지어 운동을 전혀 하지 않더라도 모든 생활인은 매일 몸을 혹독하게, 반복적으로 사용한다는 점에서 운동선수와 다를 바 없다. 우리의 일상에서 스포츠 심리상담이 적용될 수 있는 순간들에 대해 알아보자.

1) 다이어트는 평생의 숙제

현대인이라면 다이어트에 도전한 경험은 웬만하면 있을 것이며, 그 도전이 한 번으로 끝난 경우는 거의 없을 것이다. '다이어트는 평생 하는 것'이라는 말이 과장이 아닌 게, 고열량의 식품은 넘쳐나는데 몸을 움직일 기회는 점점 줄어드는 것이 지금 우리가 사는 세상이기 때문이다. 몇 번이고 다짐하고 각종 정보를 찾아가며 운동과 식단을 철저히 준비하지만 아차 하는 순간 결심은 또 무너지고 무서운 요요현상은 그간의 노력과 우리의 의지를 산산조각 낸다. 이렇게 또 후회와 다짐을 반복한다.

더 심각한 문제는 다이어트에 관한 정보는 너무나 많지만 잘못된 정보도 많아 자칫하면 몸과 마음을 망가뜨릴 수도 있다는 것이다. 이런 잘못된 정보들은 대부분 다이어트에 따르는 어려움을 조금이라도 쉽게 하고 싶은 마음 때문에 생긴다. 물론 괴로워야 좋은 다이어트인 것은 아니지만 올바른 다이어트는 괴롭기 마련이다. 인간의 기본욕구인 식욕을 제어하며 지방을 저장하려는 몸의 경향성을 거슬러 가야 하는 일에는 엄청난 마음의 힘이 필요하다. 성공적인 다이어트를 위해서는 마인드 컨트롤이 우선되어야 한다.

2) 아이들의 척추가 위험하다! 의지를 가져

스마트폰, 게임기, 컴퓨터를 붙들고 앉아 있는 시간이 길어지다 보니 어린 나이부터 척추가 구부정하고 휘어 있는 아이들이 많다. 척추를 교정하기 위해서는 분명한 목적을 가지고 운동을 해야 하는데 아이들의 경우 어려움이 있다. 일단 아이들은 정렬이 무너졌어도 어른들만큼 아프지가 않으니 심각성을 잘 느끼지 못한다. 그러니 운동을 하러 와도 마치 학원을 다니듯 부모님에 의해 끌려와 본인은 의지가 없는 경우가 많다. 척추 교정을 하려면 스스로 몸을 움직여 근육의 힘을 키우고 바른 자세를 유지해야 하는데, 특히 일상생활에서 바른 자세 유지하기는 자신의 의지가 없으면 불가능하다. 그런 경우 일시적인 교정은 가능해도 금방 불균형한 상태로 돌아갈 수밖에 없다. 아이들에게도 자세의 중요성을 설명하고 이해를 도와 스스로 의지를 가질 수 있도록 하고, 지속적으로 신경 쓸 수 있도록 운동에 마인드컨트롤을 접목하는 과정이 반드시 필요하다.

3) 몸의 회복은 마음의 회복에서부터

병원에서 시술이나 수술을 받은 뒤 건강 회복과 재활을 위해 운동 센터를 방문하시는 분들이 많다. 또한 근골격계 질환을 가진 분들은 회복과 관리를 위해 지속적으로 운동을 하셔야 한다. 이렇게 정상적인 생활을 위해 꼭 해야 하는 운동을 '생존 운동'이라고 표현한다. 하지만 몸이 아프신 분들은 운동은커녕 간단한 스트레칭조차도 혼자서는 어려워하시는 경우가 많다. 오랜 통증과 불편으로 몸의 기능은 물론 마음까지 위축되어 있는 상태이기 때문이다. 운동센터에 오셔서도 '나도 운동이 가능할까?', '동작은 잘 따라 할 수 있을까?' 하는 고민을 계속하신다. 조금만 통증이 다시 느껴져도 전처럼 다시 아프지는 않을까 염려도 크시다. 그런 분들께는 올바른 설명으로 운동을 통해 얻을 수 있는 이점과 가능성을 정확히 이해시키는 것은 물론 심리적 안정감과 긍정적 에너지를 드려야 한다. 그러기 위해서는 그분의 상황과 심리를 잘 이해하고 소통하려는 기술과 노력이 필요하다. 운동 지도자가 전문 심리 상담사는 아니지만 심리 상담에 대한 소양도 필요한 이유이다.

4) 올바른 운동을 위한 설득하기

회원님들을 만나면서 가장 안타까운 경우는 잘못된 운동을 열심히 하시는 경우이다. 차라리 운동을 안 하고 있다면 누구나 자신이 운동이 필요한 상황이라는 사실은 인정할 텐데, 본인이 생각할 때 열심히 운동을 하고 있다면 그것이 오히려 자기 몸에 안 좋은 영향을 줄 수 있다는 사실을 인정 못 하는 경우가 있다. 어떤 운동이든 하는 것이 안 하는 것보다 낫다고 생각하는 분들이 많지만 전문가의 관점에서 늘 그렇지는 않다. 몸의 정렬이 틀어져 있는 상황에서 고강도의 운동을 하면 오히려 관절과 근육을 잘못된 방향으로 더 자극하여 망가뜨리는 결과를 가져올 수 있다.

실제 접한 사례이다. 척추가 일자로 굳어져 스트레칭도 안 되고 허리 디스크도 있는 분인데 달리기를 좋아하셨다. 달리기를 할 때 허리가 아픈데도 땀도 나고 숨도 차니 운동하는 기분이 나고, 달리고 나면 코어가 잡히는 것 같다며 날마다 달리기를 하셨다. 이렇게 허리가 아픈 분에게 달리기가 좋은 운동일까? 달리기를 하면 코어가 잡힌다는 것은 잘못된 생각이고 기분에 불과하다. 우리 척추는 본래 S자 굴곡을 가지고 있어야 하는데 그것이 일자로 굳어진 상태에서 달리기를 하면 압력에 의해 척추에 무리가 가고 질환은 심해질 수밖에 없다. 일단 척추 교정을 하고 바른 자세로 걷고 달리는 습관을 들인 다음에 달리기 운동을 해야 한다.

하지만 그 사실을 아무리 설명해 드려도 그분은 잘못된 자세로 자주 달리기를 하셨다. 습관을 고치기 어렵기도 하고, 자기만의 신념이 확고하기 때문이다. 그러다 정말 허리 통증이 악화되어 그렇게 좋아하는 달리기를 못 하게 될 지경에 이르러서야 제대로 치료를 받으신다면 다시 달리기를 할 수 있게 되기까지 얼마나 오래 걸릴지 알 수 없다. 그나마 젊을 때는 무리를 해도 몸이 잘 버티지만 누구나 나이는 먹게 되고, 잘못된 습관이 쌓여 노화와 함께 탈이 나면 회복하기는 훨씬 더 어렵다. 되도록 회복력이 좋을 때 올바른 운동을 하고 자세를 챙겨야 한다. 이런 부분을 설득하기 위해서도 운동 지도자는 소통의 기술이 있어야 하고 심리에 대한 이해가 필요하다.

5) 스트레스는 만병의 원인

운동을 하면 몸은 물론 마음도 건강해지는 효과를 얻을 수 있다. 우울증, 공포증 등 심리적 문제를 완화하기 위한 솔루션으로 정신의학 전문가들도 반드시 추천하는 것이 운동이다. 운동은 심리 건강을 위한 충분조건은 아니지만 필요조건이다. 즉 운동을 한다고 심리적 문제가 다

해결되는 것은 아니지만, 운동을 하지 않는다면 아무리 약을 먹고 상담을 해도 한계가 있다고 한다. 실제로 운동으로 향상된 삶의 에너지에는 피로감과 스트레스를 줄여주는 엄청난 힘이 있다.

반대로 운동을 꾸준히 하고 신체 건강을 지키기 위해서도 심리적 안정이 필요하다. 아무리 비싼 수강료를 주고 운동을 배운다 해도 그 시간보다 일상적으로 생활하는 시간이 훨씬 길기 때문에 생활 속에서 바른 자세, 바른 생활습관을 유지하지 않는다면 운동의 효과는 제한적일 수밖에 없다. 일상생활에서 꾸준히 운동하고 몸을 관리하기 위해서는 강한 의지와 자신감, 정확한 인식과 확신이 필요하다. 따라서 운동 지도자는 단순히 운동법을 가르쳐주는 것을 넘어 꾸준히 운동할 수 있는 심리적 바탕을 만들어주는 데도 신경을 써야 한다.

내가 김현경 작가님과 특별한 인연을 맺게 된 데도 이 심리적 문제에 대한 인식이 계기가 되었다. 다양한 회원님들과 선생님들을 만나다 보니 관계나 소통에 있어 고민되는 점이 많았고, 나의 선의나 노력만으로는 한계가 있다는 생각이 들었다. 몇 년 동안 운동을 지도하며 친해진 김현경 작가님에게 친구와 이야기하듯 가볍게 고민을 털어놓았는데, 뜻밖에 큰 도움이 되는 조언을 듣게 되어 깜짝 놀랐다. 김 작가님이 전문으로 연구하고 가르치시는 '에니어그램'이라는 성격유형 이론에 대해 그때 처음 알게 되었는데, 다양한 사람들을 이해하고 의사소통하는 데 큰 도움이 된다는 것을 깨닫고 그때부터 김 작가님에게 에니어그램을 배우기 시작했다.

에니어그램이란 요즘 크게 유행하는 MBTI와 비슷하게 사람의 성향을 몇 가지 유형으로 나누어 이해하는 이론이다. 하지만 에니어그램이 MBTI와 다른 점은 외향, 내향과 같은 '성격'이 아니라 세상을 어떻게 파악하는지, 자신의 상황을 어떻게 해석하는 경향이 있는지, 삶에서 어떤 가치를 중요하게 생각하는지 등과 같이 보다 근본적인 '세계관' 또는 '정체성', '가치관'을 기준으로 한다는 점이다. 따라서 사람 사이에 민감한 갈등이나 의사소통의 문제에 많은 도움을 준다. 또한 사람의 성향을 파악하는 데 그치지 않고 성숙한 인격, 유연한 사고방식을 갖도록 노력하는 데도 지침이 되어준다.

에니어그램은 상당히 복잡하고 심오해서 공부하기가 쉽지는 않지만, 내가 접해본 어떤 상담이론보다도 실용적이다. 아직 깊이 공부하지는 못했고 계속해서 배우는 과정이지만 사람을 대하는 직업을 가진 모두가 배우면 좋겠다는 확신이 들었다. 그래서 대한신체조절필라테스협회에서 발급하는 지도자 자격과정에서 이 에니어그램 이론의 기초를 배울 수 있도록 커리큘럼을 구성하였다. 아마 심리적인 내용까지 배울 수 있는 필라테스 커리큘럼은 거의 없을 것이다. 몸에 중점을 두든 마음에 중점을 두든 건강을 위한 코칭은 결국 몸과 마음을 모두 아울러야 한다. 내가 끝없이 공부하고 연구하는 이유이다.

에니어그램이란?

에니어그램은 인간의 성향을 크게 아홉 가지로 나누어 이해하는 지혜 체계로, 고대 서구 전통의 영성적 지혜를 근현대 심리학자들이 발굴, 계승, 정리하여 만든 이론이다.

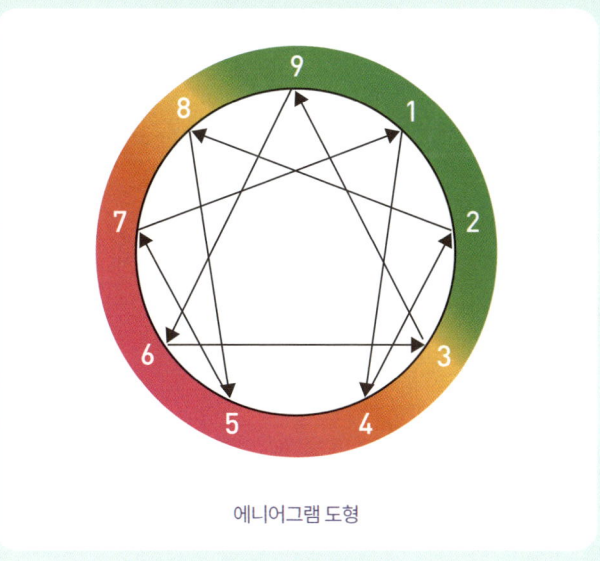

에니어그램 도형

Part 2-6

회원 리뷰

애브뉴준오 해은 부원장 (여/메이크업 아티스트)

"임신·출산 과정에서 리샘필라테스를 만난 건 행운이었어요"

    직업의 특성상 늘 비틀어진 자세로 인해 온몸에 안 아픈 곳이 없었다. 그나마 운동만이 해결책이라 생각해 10년 가까이 꾸준히 필라테스를 주 1~2회씩 해왔다. 어쩌다 운동을 한동안 못할 때에 비해서 운동을 꾸준히 할 때 몸의 컨디션이 낫긴 했지만, 근본적으로 몸이 좋아지고 있다거나 하는 느낌은 받지 못했다. 그런데 리샘필라테스 김월영 원장님을 소개받고 나서 비로소 필라테스라는 운동의 참맛을 알게 되었다. 10년을 해도 잘 되지 않아 늘 건너뛰던 동작들이 원장님의 티칭으로 원인부터 찾아가자 거짓말처럼 가능해지는 것이 너무나 놀라웠다. 더 놀라웠던 것은 타고났거나 어쩔 수 없다고 생각했던 몸의 불균형이 나아지기 시작했고, 통증도 줄었고, 무엇보다 그 원리를 알게 되었다는 것이다. 원장님 덕분에 단순히 운동을 하는 것을 넘어 필라테스와 우리 몸에 대한 배움을 즐기게 되었다.

게다가 최근 첫 임신과 출산을 겪으며 리샘필라테스 덕을 정말 많이 보았다. 사실 임신과 출산 과정 중에 운동을 제대로 할 수 있을지 의문이었는데, 원장님께서 임산부의 특성과 나의 몸 상태에 맞게 적절히 잘 지도해 주셔서 약 1년간 강도를 조절해가며 스트레칭 위주로 꾸준히 운동할 수 있었다. 운동하면서 척추의 기능이 많이 좋아졌는데, 그 덕분인지 임신 중에도 흔히 말하는 환도선다(임산부 골반 통증)나 허리 통증, 부종도 거의 없이 순조롭게 출산하고 회복할 수 있었다. 출산 후 한 달도 안 되어 다시 일을 시작했지만 몸이 많이 틀어지지 않았고 아픈 곳도 없었다. 몸에 대해 공부하고 보니 만약 원장님을 만나기 전의 틀어진 척추와 골반, 굳어진 고관절 상태로 출산을 했다면 얼마나 힘들었을지 상상하기도 싫다.

하지만 아무리 관리를 잘해도 출산을 하면 엄청난 몸의 변화가 있을 수밖에 없다. 골반과 흉곽이 벌어지고 복직근도 열려버리고 뼈와 근력도 많이 약해지기 때문이다. 원장님께서 이런 부분들을 하나하나 짚어가며 꼼꼼하게 회복되도록 지도해 주셨다. 덕분에 출산한 지 몇 달 안 되어 체중도 거의 회복하고 임신 전 하던 동작들도 모두 가능하게 되었다.

내가 오랜 기간 여러 곳에서 필라테스를 해온 경험으로 정말 분명히 깨닫고 확실히 말할 수 있는 사실은 같은 종목의 운동이라도 누구에게 어떤 티칭을 어떻게 받느냐에 따라 너무나 큰 차이가 있다는 것이다. 비슷비슷해 보이는 메이크업이라도 아티스트의 실력과 감각, 경험에 따라 차이가 있는 것과 마찬가지다. 후배를 양성하는 위치에 올랐지만 끊임없이 배우고 발전하려고 노력한다는 점에서 서로 본보기와 격려가 되는 인생의 동료이자 소중한 스승님인 김월영 원장님! 오래오래 함께 운동하며 배우고 싶다.

여러분, 운동할 때 바른 자세는 필수입니다!

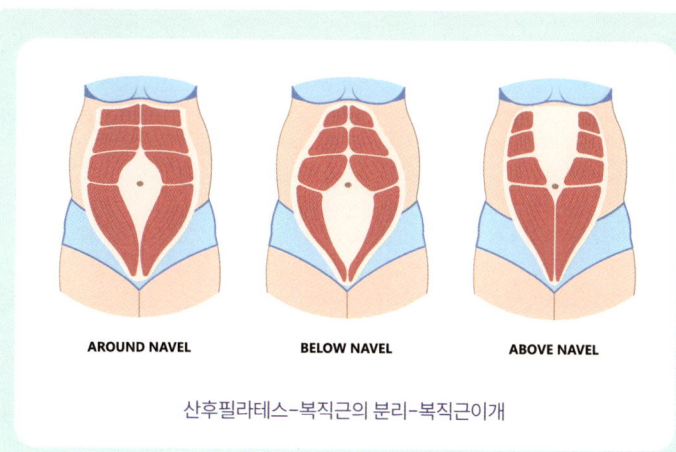

산후필라테스-복직근의 분리-복직근이개

복직근이란 복부 앞쪽을 세로로 덮고 있는 평행한 두 개의 근육으로 우리가 '초콜릿 복근'이라 부르는 그 부분이다. 임신 중에는 자궁이 커지면서 복직근이 양쪽으로 벌어지는 현상이 생기는데 이를 '복직근 이개'라 한다. 일반적으로 산후 6개월 이내에 회복되나 근육이 벌어지는 정도와 회복의 속도는 개인차가 있다. 복직근 닫기 운동을 하면 도움이 된다. 단, 척추의 상태에 따라 도움이 되는 동작이 다를 수 있다.

※ 산전 필라테스에 관한 내용은 3-2. '호흡' 파트에서 자세히 확인할 수 있다.

김*희 (여/영어 강사)

"지옥에서 천국으로 가는 바디컨설팅, 강추합니다!"

나는 리샘필라테스를 알기 전에 다른 곳에서 2년 정도 필라테스를 했다. 그러다 지인의 소개로 김월영 원장님을 만나 '바디컨설팅'이란 걸 받아보게 되었다. 바디컨설팅이 정말 용한 것은 사실이지만, 한 가지 주의할 점은 좀 아플 수 있다는 것이다. 특히 몸이 많이 틀어지거나 굳어져 있을수록 더 아플 것이다. 원장님께서 단 한 번의 만남으로도 최대한 고쳐주고자 하시는 열정으로 정말 아픈 곳을 정확하게 찾아서 풀어주시기 때문이다. 원장님은 근본과 기초를 중요시하시기 때문에 몸 어디가 아프다 해도 발부터 차근차근 맞춰나가시는 경우가 많은데, 우리는 이것을 '지옥의 발마사지'라고 부른다. 하지만 신기한 것은 푸는 과정에서는 아픈데, 그러고 나면 엄청 시원하고 눈에 보일 정도로 교정이 된다는 점이다.

하지만 집과 센터의 거리가 멀어서 운동을 다닐 엄두는 나지 않았는데, 언제부턴가 엄마가 나이가 드시다 보니 몸이 자꾸 아프다 하시고, 나도 슬슬 현대인으로서 여기저기 아프기 시작했다. 그래서 큰맘 먹고 엄마와 함께 리샘필라테스에 등록했다. 놀랍게도 일주일에 하루 1시간 운동한 것뿐인데 일상생활이 통증으로부터 자유로워졌고 훨씬 에너지가 넘치게 되었다.

엄마는 내가 어릴 적부터 소화불량과 변비를 달고 살았는데, 원장님이 알려주신 대로 복직근을 마사지로 매일 조금씩 풀어줬더니 증상이 훨씬 나아졌다. (그래서 더 많이 먹게 되어 좀 살찐 건 비밀…) 나는 엉덩이 옆쪽이 아프고 종종 저린 증상이 있었는데, 서 있는 자세가 잘못되어 신경과 근육이 눌렸기 때문이라는 사실을 알게 되었다. 원장님의 도움으로 이젠 증상이 많이 사라졌고, 종종 아플 땐 스스로 근육을 풀 수 있게 되었다.

운동을 다니면서 매번 정성껏 온 에너지를 다해주시는 원장님을 만나 너무나 소중한 시간이었고, 원장님이 알려주시는 생활 운동법과 자세 등은 종종 너무 바빠 한동안 센터에 가지 못할 때도 스스로 건강을 챙길 수 있도록 도와주었다. 그저 왔다 갔다 하는 운동센터, 기구 없이 집에서는 못 하는 필라테스가 아니라 실생활에서도 내가 노력만 하면 매일 할 수 있는, 그리고 한 만큼 제대로 효과가 있는 그런 운동을 배우게 되어 너무나 감사하다. 모든 사람이 리샘필라테스에 다닐 수는 없겠지만 올바른 운동법과 내 몸의 정확한 상태를 알고 싶은 사람은 꼭 한 번쯤은 김월영 원장님을 만나봤으면 좋겠다.

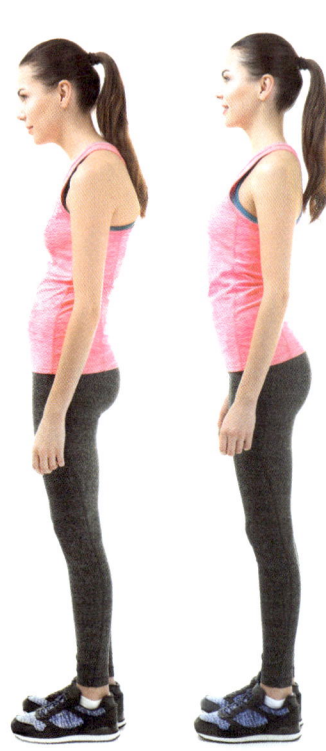

잘못된 선 자세, 올바로 선 자세

평소 배를 내밀고 짝다리를 짚고 서는 습관으로 몸의 앞쪽 근육은 늘어나고 뒤쪽 근육은 수축되어 있는 상태에서 한쪽 다리에 체중이 치우치다 보니 부담이 가는 다리의 신경과 근육이 눌려 저림과 통증 증상이 있었다.

안*영 (여/화가)

*"틀어진 몸 상태는 물론
타고난 체질까지 고려한 운동 코칭, 최고예요!"*

나의 직업은 큰 캔버스에 회화 작업을 하는 작가로, 작업량이 많다 보니 언제부턴가 상체에 통증을 안고 살았다. 특히 왼손잡이라 왼쪽 어깨가 많이 올라가 있어서 밤에 작업을 끝내고 어깨가 아파 끙끙거리며 잠들기 일쑤였다. 그러다 지인 분의 소개로 김월영 원장 선생님을 만났는데, 단번에 나의 몸의 어긋나 있던 균형을 맞춰 주셨다. 거북목과 왼쪽으로 기운 어깨는 몇 번의 수업을 통해 제 자리를 찾아갔고, 굽었던 등도 펴졌다. 아직 갈 길이 멀지만 기본적인 자세의 교정만으로도 예전보다 작업 후 피로감이 줄었고, 정말 거짓말처럼 왼쪽 어깨 통증이 사라졌다.

사실 그동안 꾸준히는 아니지만 드문드문 요가와 발레 운동을 했었는데, 어디서 단 한 번도 들어본 적 없던 타고난 내 몸의 특성을 단번에 분석해주셨고, 해야 할 운동과 지양해야 할 동작을 알려주셨다. 이 점이 가장 신기했다. 나는 유연함은 타고났지만 반대로 근육이 잘 안 붙는 체질이라 너무 과한 스트레칭을 하면 관절에 부담이 갈 수 있다고 알려주셨는데, 이후로는 욕심을 내서 다리를 더 벌리거나 늘어뜨리는 스트레칭을 하기보다는 코어에 중심을 두고 하는 스트레칭을 하게 되었고, 조금씩 몸의 밸런스를 찾아가고 있다.

필라테스는 겉보기에는 정적인 것 같지만 직접 해보면 보기보다 격렬한(?) 운동이다. 힘들지만 몸의 균형을 맞출 수 있게 도와준다. 몸이 균형을 찾아가면서 일상생활까지 균형을 찾아가고 있다. 원장 선생님 수업 덕분에 피로에 절어있던 내 삶의 작은 활력이 생겼다. 지인에게 추천을 받았을 때만 해도 집에서 센터까지 거리가 멀고 일도 바빠서 꾸준히 다닐 수 있을지 망설여졌다. 지금은 웬걸, 누가 가지 말래도 바쁜 시간을 쪼개 어떻게든 운동을 간다. 원장님을 만나기 전과 후의 나의 몸과 마음의 상태가 너무나 달라졌고, 다른 곳에서는 만날 수 없는 귀한 시간이기 때문이다.

이 지면을 빌려 나의 마음을 꼭 전하고 싶다. 감사합니다. 선생님♡

남*호 (여/주부)

"운동을 즐긴다면 바른 자세와 체형 교정이 더욱 필요해요"

타고난 체력이 좋고 어릴 적부터 다양한 운동을 즐겨온 나, 건강만큼은 자신이 있었다. 그러나 자전거, 스키, 러닝, 배드민턴 등 좋아하는 운동이 내 무릎을 상하게 하고 있다는 사실은 생각지도 못했다. 30대에 들어서면서 운동을 할수록 무릎에 느껴지는 기분 나쁜 통증으로 고민하던 중 지인의 소개로 리샘필라테스를 찾게 되었다. 운동은 자신 있고 요가도 오래 해왔지만, 요가매트 위에선 늘 할 수 없는 동작들이 많았고, 다른 활동적인 종목들에 비해 어려웠다. 필라테스는 복잡하게 생긴 기구까지 있으니 요가보다 더 어려울 것이고 내가 할 수 없는 영역의 운동이라는 막연한 생각에 가장 늦게 시작한 것이다. 그런 필라테스가 이젠 삶의 일부가 되었다.

김월영 원장님의 티칭을 통해 내 몸 곳곳의 뼈와 근육들이 어떤 기능을 하는지, 왜 통증이 생겼는지 원리부터 이해하니, 관리의 방법과 필요성도 확실히 숙지하게 되었다. 원장님은 만날 때마다 알게 모르게 배어 있는 삶의 습관들로 인한 몸의 불균형을 매번 세세히 살펴주시고, 부족한 부분을 강화할 수 있는 움직임을 늘 긍정적인 피드백으로 친절하고 명확하게 알려주신다. 타이트했던 근육들이 차츰 유연해지고, 미세하게 불필요한 힘이 들어가는 부위를 조정하니 내 영역이 아니었던 동작들도 만들어 낼 수 있게 되었고, 늘 고민이었던 하체부종도 사라졌다.

　원래 문제였던 통증을 잡은 것은 물론 예전보다 더욱 몸이 가벼워지고 체력이 좋아지니 종일 아이와 야외활동을 해도 끄떡없는 슈퍼맘이 되었다. 여전히 엄마로, 아내로 정신없이 살다 보면 균형이 깨지고 지치기도 하지만, 이제는 내 몸의 건강을 돌볼 여유와 지식을 통해 가족과 지인들에게 더욱 큰 사랑의 에너지를 전할 수 있는 사람이 되어 참 뿌듯하고 감사한 마음이다. 바쁜 일상 속에 충전과 치유가 되어주는, 일주일에 한 번 김월영 원장님과 함께하는 수업을 늘 기다린다.

차*성 (남/조리사)

"왕복 3시간 거리에도 다닐 가치가 있어요"

　30대 들어서부터 직업병으로 몸 곳곳이 아프기 시작했다. 무릎 퇴행성관절염, 척추분리증, 경추추간판의 문제를 진단받아 도수치료와 함께 무중력압력기로 골반을 교정하는 치료를 받고 있었다. 그러다 어머니의 추천으로 김월영 원장님을 만나게 되었다. (어머니는 필라테스를 통해 무릎통증이 많이 좋아지셨다.) 당시 리샘필라테스는 역삼동에 있었는데 나는 평택에서 일하고 있었기에 운동을 다니겠다고 마음먹기가 쉬운 거리는 아니었다. 하지만 매번 정성을 다해 꼼꼼하게 지도해주시고 관련 자료까지 챙겨주시는 원장님의 모습에 감동을 받아 20회까지 1:1 수업을 받았다. 그 결과 몸이 꽤 좋아졌는데, 아무래도 거리가 너무 멀다 보니 한동안 운동을 쉬게 되었다. 그러다 보니 몸 상태가 도로 점점 안 좋아지는 걸 느껴 한 2년 버티다가 결국 석촌동으로 이전한 리샘필라테스에 다시 다니기 시작했다.

　이후로 지금까지 꾸준히 수업을 받으니 몸이 정말 많이 좋아졌다. 다시 운동을 다니기 전까지는 허리 디스크와 무릎 치료를 받으러 한의원에 다녔는데, 지금은 다니지 않는다. 처음 필라테스를 시작했을 때만 해도 온몸이 뻣뻣하게 굳어서 발가락엔 전혀 힘이 들어가지 않고 양팔을 위로 뻗을 때 귀 근처에도 가지 못했는데, 지금은 거의 모든 필라테스 동작이 가능할 정도로 유연해졌으니 당연한 일인 것 같다.

　김월영 원장님께서 일상생활에서 몸이 불편할 때 스스로 풀고 관리하는 방법을 알려주셔서 도움이 많이 된다. 체형 교정이나 재활 운동치료에는 이만한 곳이 없는 것 같다. 그래서 나처럼 먼 곳에서도 꾸준히 다니는 회원들이 많은 것으로 알고 있다. 앞으로는 나 자신을 위해 계속해서 원장님과 함께할 생각이다.

안*영 (여/주부)

"사춘기 아이들도 좋은 건 알고 따라오더라고요."

어느 날, 중학생인 아들의 친구 엄마가 학교에서 피구를 하는 아들의 모습을 사진 찍어 보내줬다. 나는 사진 속 다른 아이들과는 구별되게 거북목이 심한 우리 아들의 자세를 깨닫고 적잖이 놀랐다. 지인의 소개로 자세와 재활 교정 전문이신 김월영 원장님을 소개받게 되었는데, 솔직히 첫 수업을 받기 전까진 반신반의하는 마음이었다. 몇 년 전 필라테스 수업을 받은 후 오히려 몸의 통증이 도졌던 경험을 했기에 그랬다.

그러나 아들과 함께 배운 2:1 첫 번째 수업만으로 그런 나의 우려는 기우에 불과했음을 깨달았다. 원장 선생님은 우리 몸의 뼈와 근육의 원리를 자세히 설명해주시고, 우리가 동작의 원리를 충분히 이해하게 하신 다음 차근차근 동작을 가르쳐주셨기에 몸에 무리가 가지 않았다.

거짓말 같지만 단 한 번의 수업만으로 아이도 나도 자세가 교정되었다. 물론 당장 교정이 되어도 일상생활에서 실천하지 않으면 소용이 없지만, 몸을 어떻게 써야 하는지, 발바닥부터 시작되는 바른 자세가 어떤 것인지 배운 후 아들의 자세가 눈에 띄게 나아졌다. 무엇보다 요즘 한창 사춘기를 지나고 있는 중학생 아들이 필라테스 수업을 잘 따라올까 싶었는데, 친절하면서도 체계적이고 논리가 있는 수업이기에 아이도 수긍하고 선생님의 수업을 자발적으로 지금까지도 몇 달째 잘 따르고 있다.

요즘 아이들은 핸드폰 사용량이 워낙 많기에 자세가 안 좋은데, 청소년기에는 나쁜 자세로 인한 아픔(통증)을 모르고 잘못된 자세로 고착되다가 성장이 멈추면 통증을 느낀다는 말씀에 우리 아이가 너무 늦기 전에 김월영 원장님을 만나서 정말 다행이라고 생각했다. 나 역시 함께 운동하면서 몸 상태가 훨씬 좋아져 지금까지 수업을 잘 받고 있고 덕분에 아들과 좀 더 가까워진 것 같다. 자녀와 함께 더 건강해지면서 소통까지 할 수 있게 되는, 두 마리 토끼를 잡는 게 가능한 시간이 김월영 원장님의 수업이다. 모든 사춘기 자녀를 둔 부모님께 강력추천하고 싶다.

이*현 (여/번역가)

"명의를 만난 기분이에요."

필라테스가 미디어에 등장한 지는 이미 꽤 됐고, 주변 지인들까지 배워보니 좋다고들 해서 관심을 둔 지는 좀 됐지만, 그럼에도 선뜻 시작하지 못한 이유는 우후죽순 유행처럼 들어서는 필라테스 센터에서 과연 좋은 선생님을 만날 수 있을까 하는 의구심이 들어서였어요.

그러다가 십년지기 친구의 소개로 리샘 필라테스를 찾게 되었습니다. 조셉 필라테스의 직계 제자에게 직접 배운 20년 경력의 실력자라는 것 외에도 원장님은 레슨 시간 동안 알차게 시간을 쓸 수 있게 동작을 구상해 오시는 동시에 호흡법을 비롯해서 이 동작을 해야 하는 이유를 최대한 자세히 설명해주십니다. 그래서 어렵다 못해 가끔은 고통스럽기까지 한 동작을 지속할 수 있는 동기부여를 잘 해주십니다.

주부이자 번역가이고 취미 드러머이기도 한 저는 아무래도 팔을 쓸 일이 많고, 게다가 왼손잡이라서 나이를 먹다 보니 상대적으로 약한 오른쪽 어깨와 팔이 아파오기 시작했는데, 김월영 원장님께 어디를 어떻게 풀어줘야 하는지 배운 이후로 집에서도 되도록 매일 그 부위 운동을 하다 보니 통증이 훨씬 덜해졌어요. 개인적으로 명의를 만난 기분입니다! 이 책을 통해 많은 분들이 리샘 원장님의 필라테스를 접하고 건강해지시기 바랍니다.

박*람 (여/회사원, 필라테스 강사)

"나의 진로를 바꾼 리샘필라테스"

지인의 소개로 2017년 리샘필라테스를 처음 만나게 되었다. 사무직으로 일하다 보니 오후만 되면 늘 등이 답답하고 뻐근한 느낌, 두통을 달고 살았다. 운동하고 활동적인 것은 좋아했지만, 당시에는 필라테스가 지금처럼 보편화되지 않기도 했고, 젊음을 핑계로 몸에 투자할 생각을 못 했던 것 같다.

사회 초년생으로서 처음엔 수업료가 부담스럽기는 했다. 하지만 김월영 원장님께 바른 자세와 호흡법부터 차근차근 배워나가며 틀어진 몸이 교정되고, 만성적이라 여겼던 불편함이 놀랄 만큼 해소되는 경험을 하면서 건강을 위해 그 정도 그 비용을 고민했던 자신이 민망하게 느껴질 정도로 필라테스의 효험을 톡톡히 체험한 나는 이후 계속 수업을 들으며 주변 사람들에게 "필라테스는 국민운동으로 지정되어야 한다"고 말하고 다닐 정도로 필라테스 전도사가 되었다.

그런데 필라테스를 경험해본 지인들 중 "선생님이 그냥 시간 때우는 느낌을 받았다", "내 몸과 컨디션을 고려하는지 모르겠다", "효과를 못 봤다" 등의 말을 하는 경우를 많이 보았다. '내가 경험한 필라테스는 그렇지 않았는데, 정말 좋았는데… 나의 첫 필라테스 선생님이 김월영 원장님이어서 정말 다행이다!'라고 생각할 수밖에 없었다. 진짜 필라테스를 배웠기에 나는 몸의 변화도 경험했고, 수업 때뿐 아니라 일상생활에서 스스로 건강을 지키는 방법까지 익혀나갈 수 있었다.

김월영 원장님은 보여주기 식의 화려한 동작들이 아니라, 기본에 충실한 동작들을 안전하게 지도해주시고, 언제나 내 몸의 상태에 맞게 수업을 진행해 주셨다. 실력도 실력이지만 매 수업 진심을 담아 회원을 생각하고, 하나라도 더 알려주고자 애쓰시는 원장님께 감동했다. 사실 집에서 센터가 멀어서 다니기가 쉽지 않았지만 그래도 계속 선생님과 운동하고 싶어서 남자친구와 함께 2대 1로 수업을 듣기도 했다.

선생님께서 지도자 과정을 개설하신다는 이야기를 들었을 때, 정말 다행이라는 생각이 들었다. 진짜 필라테스 지도자가 될 수 있는 기회가 생긴 건 축복이라 생각했다. 그러면서도 내가 지도자 과정을 이수할 것은 상상도 못 했다. 처음에는 '내가 누굴 가르칠 만한 자격이 될까?' '열정이 있을까?' 고민하며 망설였지만, 김월영 원장님께서 스승이 되어 주신다는 사실에 용기를 낼 수 있었다.

필라테스라는 길을 통해 내가 도움을 받고 건강을 되찾은 것처럼 나도 다른 사람에게 도움을 줄 수 있게 되었다는 사실이 기쁘고 감사하다. 아직도 갈 길이 멀었지만, 김월영 원장님의 가르침에 부끄럽지 않게, 내가 만나는 회원 한 사람 한 사람에게 진심을 담아 건강을 전하는 강사가 되고 싶다.

Part 3

운동보다 바른 자세가 먼저다!

Part 3

운동보다 바른 자세가 먼저다!

기초부터, 아프기 전부터

지금까지 이야기를 통해 무작정 운동하기에 앞서 바른 자세부터 정립하는 것이 얼마나 중요한지, 마음먹고 운동을 할 때뿐만 아니라 일상생활에서 바른 자세를 유지하는 습관이 얼마나 중요한지 납득하셨을 것이라 믿는다. 이제부터는 실제로 내 몸의 정렬을 체크하고 유지하는 방법과 요령을 신체 부위별로 알려드리고자 한다.

여기서 중요한 점은 현재 느껴지는 문제점이 무엇이든, 반드시 서술된 순서대로 접근해야 한다는 것이다. 예를 들어 내가 목 부분에 가장 불편을 느낀다고 해서 바로 목 파트로 넘겨서 적용한다면 당장은 증상이 나아진 것처럼 느낄 수 있겠지만 결코 근본적인 개선은 되지 못한다. 우리 몸은 각 부분이 따로따로 움직이는 것이 아니라 겉과 속의 수많은 기관들이 실타래처럼 연결되어 매우 복잡한 상호작용을 하고 있으므로, 한 군데가 고장이 나면 다른 기관에서 대신 일을 하게 되면서 연속적인 과부하가 또 다른 통증을 유발하게 된다.

정교한 구조일수록 체계가 있고 순서가 있는 법이다. 마치 건축물을 쌓아가듯 기초에서부터 차근차근 올바른 자세와 움직임을 쌓아가다 보면 역시 도미노처럼 내 몸 곳곳의 문제들이 근본에서부터 풀려나가는 것을 느낄 수 있다. 그러기 위해서는 격한 움직임으로 운동했다는 기분이 나거나, 화려한 동작 또는 겉으로만 멋진 근육 만들기 등 보여주기 위한 운동이 아니라 조금 지루하게 느껴지더라도 기본적인 동작부터 충실히 해야 한다.

실제로 자세를 교정할 때는 크고 화려한 동작으로 진행하지 않는다. 작고 섬세한 동작이 내 몸을 변화시킨다. 누구나 따라 할 수 있고 쉽게 익힐 수 있을 만한 움직임들로 해결할 수 있는 부분들이 많기 때문에 방법을 제대로 알고 스스로 노력만 한다면 틀어져 있는 내 몸을 바르게 만들 수 있다. 앞으로의 내용이 올바른 가이드가 되어줄 것이다. 만약 나이가 젊고, 당장 크게 불편한 곳이 없더라도 반드시 이 파트의 내용을 따라 몸 상태를 점검해보길 권한다.

재테크보다 귀한 몸테크

요즘 가장 많은 이들의 관심사가 '재테크'이다. 재테크는 언제 시작해도 안 하는 것보다 낫겠지만, 재정 상태가 나빠졌을 때 시작하는 것보다 좋을 때 시작하는 것이 당연히 훨씬 효과적이다. 건강도 이와 같다. 통증과 부상이 있기 전에 운동을 시작하면 여러 움직임에 크게 제한받지 않고 운동을 배울 수 있지만, 이미 아프거나 부상, 질병 진단을 받은 뒤에는 제한받는 움직임이 많아서 운동을 배울 때도 안전을 위해 신경 써야 할 것이 많고 회복하는 시간도 오래 걸린다. 운동도 미리 저축하듯 최대한 일찍 시작하는 것이 좋다.

이 파트는 근골격의 복잡한 구조와 움직임에 대한 전문적인 설명보다는 일상생활에서 누구나 쉽게 실천할 수 있는 동작들로 자세교정과 통증까지 해결하는 똑똑한 움직임들로 구성하였다. 학교에서도 병원에서도 알려주지 않는 바른 자세를 지키기 위한 좋은 지침서가 될 것이다. 즐겁고 건강한 인생은 바른 자세에서 시작된다. 바른 자세를 위한 건강한 움직임을 지금부터 시작하자.

Part 3-1

정렬의 기본 개념

바른 자세에도 기준이 있다?

분명 내 몸이 틀어져 있는 건 알고 있지만 어떻게 해야 할지 모르겠다고 물어 오시는 분들이 많다. 몸이 아파서 찾아가는 병원에서조차도 '자세를 바르게 하라'고 말은 하지만 어떤 기준에서 바르게 하라는 것인지 구체적으로 알려주는 경우는 드물다. 운동을 다녀 봐도 강사가 잡아줄 때는 좋아지다가 좀 쉬면 다시 틀어지기 일쑤다. 학창시절 내내 그 방대한 교육과정을 배우면서도 건강의 제1조건인 바른 자세에 대해서는 배운 적이 없다. 과연 바른 자세에 관한 절대적인 기준이 있기는 할까? 의구심이 들 수도 있을 텐데, 결론부터 말하자면 있다. 미국 정형외과협회에서 발표한 '해부학적 자세(Anatomical position)'가 그 기준이다.

<u>해부학적 자세는 인체의 각 기관과 구조의 위치, 방향, 가동 범위의 과학적 기준이 된다.</u> 이 자세는 모든 운동의 강사 과정에서 가장 먼저 배우는 내용이다. 특히 필라테스는 다른 종목과 달리 모든 동작을 해부

학적 자세에 기초하여 지도하는 운동이다. 지금까지 나와 함께 운동한 수많은 분들의 자세가 교정되고 몸의 통증과 불편이 개선될 수 있었던 것은 바로 이 해부학적 자세를 기준으로 각자에게 적절하고 필요한 움직임을 적용했기 때문이다.

다만 해부학적 자세를 기준으로 나의 자세를 점검하기란 어느 정도 공부를 하지 않고는 어려울 수 있다. 따라서 일단 나의 자세가 올바른 편인지 일상생활에서 쉽게 점검해 볼 수 있는 리스트 먼저 제시하고자 한다. 내가 아래 사항들에 얼마나 해당하는지 체크해 보자.

자세 체크 표 ✓

하체

( ) 팔자걸음을 걷는다.

( ) 엄지발가락의 발톱이 발의 내측(사선)으로 기울어져 있다.

( ) 신발의 뒷굽 중 한쪽이 더 닳는다.

( ) 신발의 발목 내측면이 더 닳는다.

( ) 서 있을 때 한쪽 방향으로 짝다리로 서 있는 경우가 많다.

( ) 좀 많이 걸었다 싶으면 발바닥이 아프다.

( ) 발의 특정 부분에만 굳은살이 생긴다.

( ) 양반다리로 앉으면 다리가 저린다.

( ) 무릎 꿇기나 쪼그려 앉기가 힘들다.

( ) 부종이 심하다.

상체

( )   두 눈이 수평으로 나란히 있지 않고 한쪽으로 기울어져 있다.

( )   목, 어깨가 늘 무겁고 뻐근하다.

( )   앉아 있을 때 한쪽 방향으로 몸을 기울이는 습관이 있다.

( )   책상이나 식탁 앞에 앉아 있을 때 자주 턱을 괴거나 팔을 올려두는 편이다.

( )   잠을 잘 때 몸을 옆으로 돌려 자거나 팔을 올려서 자는 편이다.

( )   즐겨 하는 운동이 한쪽 방향으로 몸을 쓰는 운동 종목이다.
      (예/테니스, 골프 등)

( )   오래 앉아 있거나 오래 서 있는 직업에 종사한다.

( )   바지나 치마 또는 티셔츠가 한쪽으로 내려가거나 돌아간다.

해당 사항이 많을수록 자세나 체형 불균형의 원인이 되는 습관적인 움직임을 많이 하고 있는 것이다. 아직 늦지 않았으니 지금부터 나쁜 습관을 인지하고 의식하여 하나씩 고쳐나가면 된다.

※ 3-10. '실전! 내 자세 점검하기' 편에서 솔루션을 참고할 수 있다.

해부학적 자세란?

　해부학적으로 가장 안정적인 기준이 되는 바르게 선 자세는 **그림 1)**과 같다.

- 양발 사이에 발 하나가 들어갈 만큼의 간격을 두고 발끝을 정면으로 나란히 한다.
- 머리 꼭대기가 천장을 향하게 머리를 똑바로 세운다.
- 얼굴과 눈은 정면을 바라보고 수평을 유지한다.
- 양팔은 늘어뜨리고 몸통에 자연스럽게 붙인다.
- 손가락을 펴고 손바닥이 앞을 향하도록 한다.

　한편 **그림 2)**를 보면 수평과 수직의 자세유지선(=추선)들이 보일 것이다. 이 자세유지선을 잘 지키는 자세가 상, 하체의 오른쪽과 왼쪽의 균형을 유지한 정렬의 자세이다.

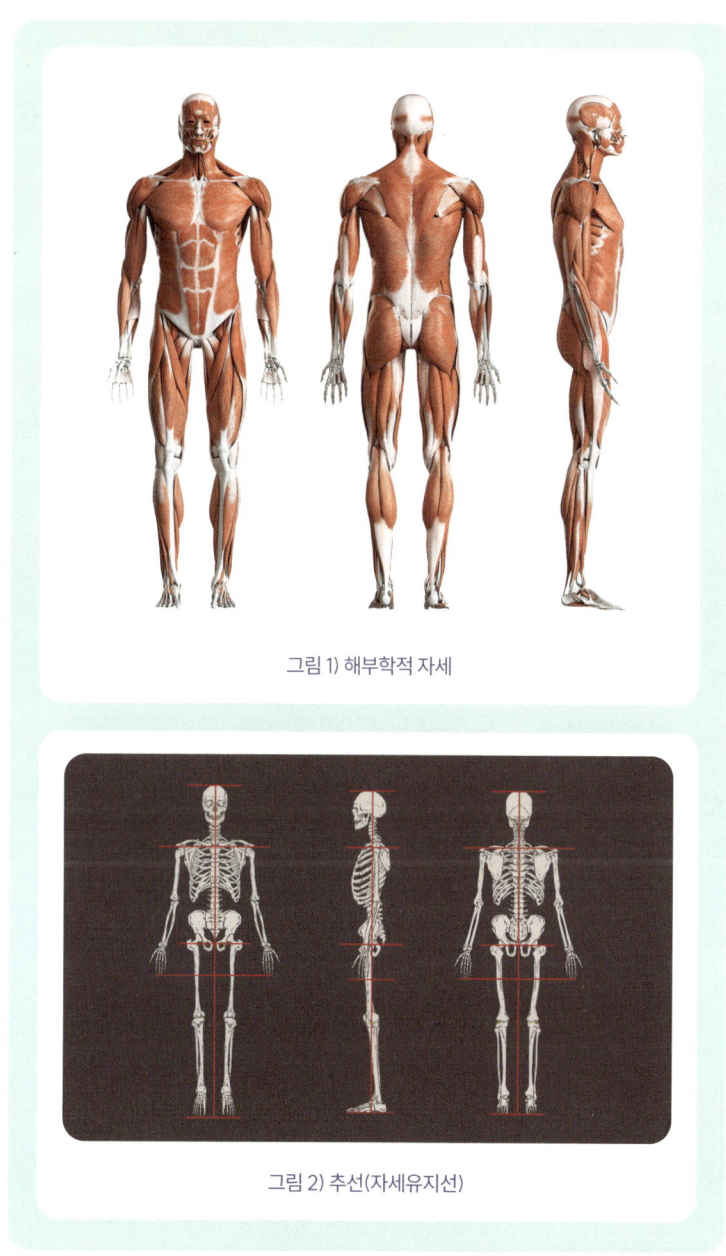

그림 1) 해부학적 자세

그림 2) 추선(자세유지선)

part 3. 운동보다 바른 자세가 먼저다!

운동 센터에서는 그림과 같이 정확하게 정렬을 체크하고 다방면의 각도에서 틀어진 곳을 찾아보고 움직임을 이해하면서 운동까지 이어지지만, 옷을 입고 있는 상태에서 스스로 내 몸 상태를 확인하기는 쉽지 않다. 따라서 우선 눈으로 쉽게 확인할 수 있는 부위를 통해 간단히 점검하는 요령을 알아보자.

그 부위란 발과 눈이다. 우선 발은 신발을 신고도 발끝의 방향과 걸음걸이를 볼 수 있고, 양말만 벗으면 근육이나 골격, 굳은살 등 상태를 쉽게 확인할 수 있기 때문에 스스로 점검하기 쉬운 신체 부위다. 걸음걸이는 신발의 영향을 많이 받기도 하지만 골반, 척추와도 깊은 연관이 있어 틀어짐이나 통증에 따라 걷는 자세가 달라질 수 있다. 걸음걸이가 불편하고 신경 쓰인다면 바로 내 몸을 점검해 봐야 할 시점이다.

우선 앞의 해부학적 자세처럼 발끝의 방향을 정면으로 놓고 11자로 바르게 서 보자. 이때 두 발에 싣는 체중을 50:50으로 고르게 분배하고 양 발바닥에 똑같이 힘을 주고 잘 서기만 해도 한쪽 다리로 체중이 밀려 틀어지는 것을 예방할 수 있다. 또 양 발끝을 나란히 맞춰 서면 한쪽 다리와 골반이 앞쪽으로 나가 틀어지는 것도 예방할 수 있다. 횡단보도 앞에 서 있거나 주문한 커피를 서서 기다리는 등 일상에서 서 있어야 할 때 이렇게 발의 정렬을 점검하고 바르게 딛는 습관을 들이자. 발의 정렬만 지켜도 체중의 부하를 두 다리로 고루 분산시켜 고관절, 무릎, 발목, 발가락 등 하지 관절에 가해지는 근육의 긴장을 최소화하며, 발의 안정성과 가동성을 증가시킬 수 있다.

눈을 보면서도 자세유지선을 체크할 수 있다. 일상생활에서 거울을 볼 때마다 두 눈과 어깨가 바르게 평행으로 있는지, 아니면 한쪽이 내려가고 올라갔는지를 확인한다. 두 눈이 수평으로 있어야 머리의 무게가 목(경추)을 누르는 압력을 최소화하여 목, 어깨 근육의 긴장도를 낮출 수 있다. 머리가 한쪽으로 기울어지면 목, 어깨 근육이 수축하고 뭉치게 되며 그 사이로 지나가는 혈관과 신경이 눌려 저림 증상과 통증이 유발된다.

자세에 대한 기준이나 지식이 없으면 의욕이 있어도 효과적인 노력을 하기 어렵다. 하지만 정확한 지식이 있다 해도 실천하고 습관으로 만드는 노력은 또 다른 이야기다. 바쁜 일상 속에서 틈틈이 바른 자세를 체크하고 유지하려 노력하는 일이 번거로울뿐더러 그 효과가 당장 나타나는 것도 아니라 흐지부지되기 쉬울 것이다. 그러나 바른 자세가 주는 긍정적인 힘을 한 번이라도 경험한다면 삶의 에너지와 가치가 달라질 것이라고 장담한다.

Part 3-2

호흡

숨쉬기도 운동이다?

숨쉬기의 중요성을 모르는 사람이야 없을 것이다. 숨을 쉰다는 말은 살아있다는 말과 같다. 호흡이 단 5분만 중단되어도 생명이 위태롭다. 하지만 호흡이 올바른 자세, 올바른 운동과 중요한 연관이 있다는 사실은 모르는 사람들이 많다. "운동하세요?"란 질문에 "숨쉬기 운동만 해요."라고 답하는 분들이 종종 있다. 운동을 전혀 안 한다는 뜻으로 하는 우스갯소리인 걸 알지만, 들을 때마다 '숨쉬기만 제대로 해도 운동이 잘 될 텐데…'라고 생각하곤 한다.

실제로 모든 운동을 할 때 제대로 호흡하는 것이 대단히 중요하다. 필라테스 수업을 할 때도 자세평가와 함께 가장 먼저 가르치는 것이 올바른 호흡법이다. 하지만 아무리 설명해도 호흡의 중요성을 이해 못 하시는 경우가 있다. '필라테스를 배우러 왔는데 왜 호흡을 설명하지? 이런 이론은 알아서 뭐해?'라는 표정이다. 심지어 호흡을 유도하며 수업을 진행하는데도 잘 따르지 않는 경우도 있다. 어떤 운동이든 강사가 지도할 때 "이 동작에서 숨을 들이쉬고", "내쉬고", "숨 참지 마시고" 등의 구령을 붙이는 것을 들어보았을 것이다. 호흡도 올바른 동작의 일부이다. 사지의 동작이 아무리 정확해도 호흡이 제멋대로라면 음정은 정확하지만 박자를 지키지 않는 연주와 같다. 온전한 운동 효과를 보기 힘들다.

물론 호흡은 대개 무의식적으로 이루어진다. 하지만 의식적으로 조절도 가능하다. 의식적으로 올바른 호흡을 하도록 노력하여 이것을 습관으로 만들면 결국 무의식적으로도 계속해서 올바른 호흡을 할 수가 있다. 자세나 체형교정과 같은 원리로 볼 수 있다. 무엇보다 올바른 호흡은 올바른 자세를 위한 기초이기도 하다.

우리 몸의 근육은 크게 골격근(骨格筋), 심장근(心臟筋), 내장근(內臟筋)으로 구분되는데, 이 중 골격근은 우리 의지대로 움직일 수 있는 '수의근(隨意筋)', 심장근과 내장근은 의지대로 움직일 수 없는 '불수의근'이라 한다. 골격근에는 겉으로 드러나 손으로 만질 수 있는 부분과 더 깊숙한 곳에 위치해 만질 수 없는 심부근육, 척추 주변에 붙어 있는 자세유지근육, 호흡에 관련된 호흡근육이 있다.

호흡과 관련된 중요한 근육으로 '횡격막'과 '골반기저근'이 있다. 횡격막의 가슴과 배를 경계 짓는 근육으로 된 가로막으로 흉곽에 붙어 있다. 골반기저근은 골반 바닥을 형성하는 근육으로 장과 생식기, 비뇨기를 보호하고 받쳐주는 역할을 한다. 따라서 골반기저근이 약해지면 장과 방광의 기능에 문제가 생길 수 있다. 위쪽의 횡격막과 아래쪽의 골반기저근은 앞쪽의 복횡근, 뒤쪽의 다열근과 함께 몸통 중심의 코어 구조를 형성한다. <u>코어는 우리 몸의 자세와 움직임에 가장 중요한 축을 담당하고 있는 것은 물론 내장의 기능에까지 영향</u>을 준다.

배가 자주 아프고 소화가 잘 되지 않는 분들은 보통 먹는 음식이나 식습관에서 원인을 찾으려 하시는데, 의외로 장과 연결된 근육이 약해지거나 굳어진 것이 원인인 경우가 많다. 이 문제를 개선할 수 있는 방법 중 하나가 바로 올바른 호흡이다. 호흡근들이 일을 할 때는 주변의 근육들이 함께 연동되어 움직이기 때문이다. 횡격막의 움직임은 흉곽과 척추의 움직임과 연결되고, 골반기저근은 골반과 고관절의 움직임에 영향을 준다. 코어를 형성하는 근육들은 눈으로 볼 수도 만질 수도 없지만, 정확한 호흡을 통해 강화될 수 있다는 것이다.

나도 모르는 사이 내 몸 안에서 열심히 일하고 있는 심부 근육들에 관심을 가지고 지금부터 함께 움직임을 돕는 운동을 한다면 나의 내장 기관까지 건강해지게 할 수 있다. 그 첫 단계가 바로 올바른 호흡이다.

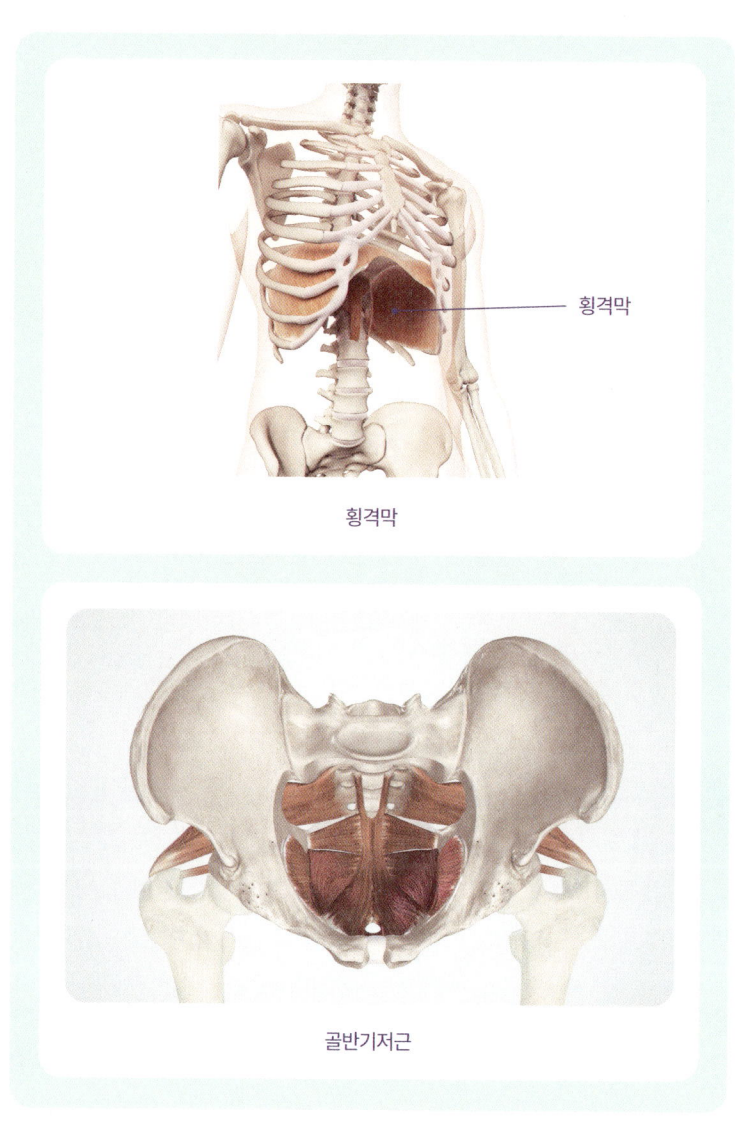

횡격막

골반기저근

part 3. 운동보다 바른 자세가 먼저다!

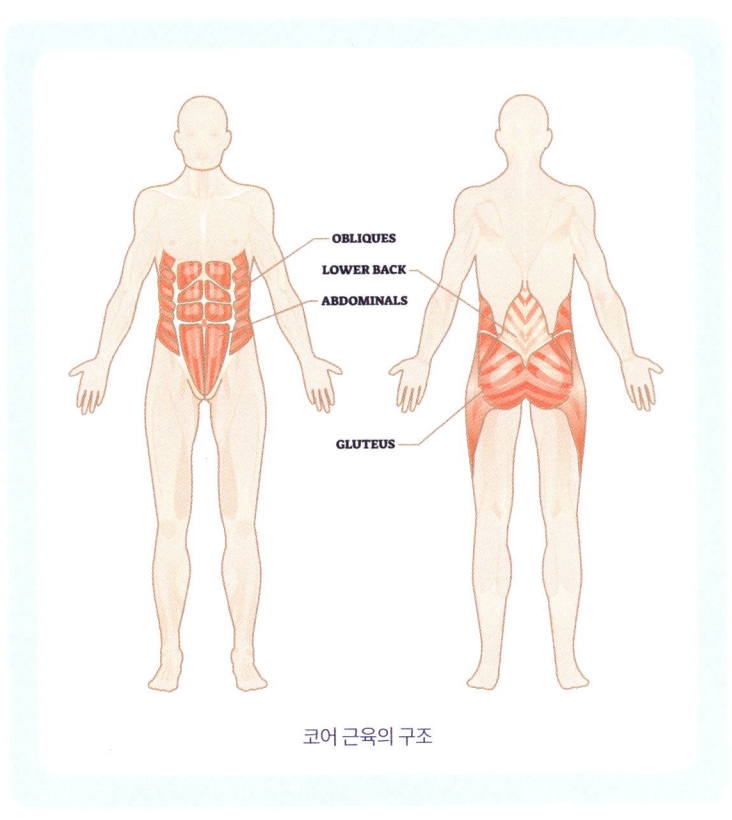

코어 근육의 구조

올바른 호흡이란? 복식 or 흉식?

그렇다면 올바른 호흡이란 어떤 것이며, 어떻게 연습할 수 있을까? 호흡법의 다양성이나 중요성에 대해 생각해본 적 없는 사람이라도 복식호흡, 흉식호흡 등의 용어는 들어보았을 것이다. 복식호흡은 숨을 들이쉴 때 복부의 공간인 복강과 가슴이 함께 팽창하는 것이라면, 흉식호흡은 들이쉴 때 가슴과 몸의 옆을 포함한 등이 확장되고 허리는 팽창되지 않는다. 복식호흡은 깊은 숨을 천천히 쉴 때 유리하다면, 흉식호흡은 짧고 빠른 숨을 쉴 때 유리하다. 둘 중 어떤 호흡이 더 바람직할까?

정답은 '없다'이다. 복식호흡과 흉식호흡은 신체구조나 상황에 따라 적합성이 다르며, 한쪽으로만 치우쳐 호흡하는 것도 바람직하지 않다. 필라테스 호흡은 흉곽과 복부가 함께 확장, 수축되며 최대한 많은 숨을 깊이 들이쉼으로써 충분한 산소를 전신에 공급하고 호흡근과 코어 근육이 유연하게 움직이도록 돕는 호흡법이다. 구체적인 방법은 다음과 같다.

들숨 때는 코로 들이마시며 양쪽 갈비뼈를 바깥쪽으로 최대한 활짝 펼치듯 밀어냈다가, 날숨 때는 입으로 가늘고 길게 내쉬면서 양쪽 갈비뼈를 최대한 가운데로 쥐어짜듯 모으는 것이다. 갈비뼈를 벌릴 때는 횡격막이 확장되며 모을 때는 횡격막이 해파리처럼 둥글게 올라간다. 즉, 횡격막이 최대한 많이 움직이도록 하는 것이 포인트이므로 이 호흡법을 '횡격막 호흡'이라고도 한다. (물론 모든 호흡 시에는 횡격막이 미세하게라도 움직이게 되어 있다.) 폐는 밀도 있는 조직으로 스스로 확장하지 않기 때문에 폐 주변의 공간을 넓힐수록 산소와 이산화탄소의 교환이 활성화된다.

무엇보다 호흡을 위한 움직임은 척추의 분절 운동과 밀접한 관계가 있다. 즉 호흡 운동은 중요한 척추 운동이다. 등과 허리가 굳어 있는 사람이 척추의 움직임을 유연하게 만들기 위한 좋은 방법 중 하나가 이렇게 호흡을 통해 흉곽을 확장하는 연습이다. 숨을 쉬는 것이 척추 운동이 된다니 믿기 어려워하는 분들이 많지만, 실제로 필라테스 호흡은 갈비뼈 사이사이 근육을 스트레칭하는 아주 좋은 방법이다. 일상생활에서도 간단히 연습할 수 있는 필라테스 호흡법은 다음과 같다.

필라테스 호흡 연습하기

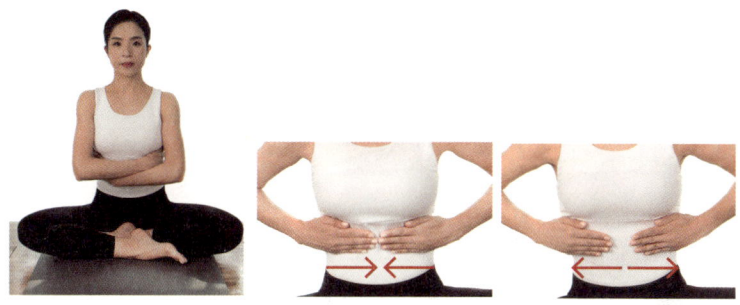

운동 방법

- 두 손으로 양쪽 갈비뼈를 가볍게 잡는다.
- 숨을 들이쉴 때는 갈비뼈를 바깥 방향으로 내 손을 밀어내듯이 벌린다. 아코디언을 양쪽으로 활짝 펼치는 것을 연상하면 좋다.
- 숨을 내쉴 때는 벌어진 갈비뼈를 가운데로 모은다. 코르셋을 꽉 조이는 것을 연상하면 좋다.
- 5~10회 반복하되 가능한 만큼 호흡량을 조절하도록 한다.

주의 사항

- 숨을 들이마실 때 어깨가 들썩 올라가거나 가슴이 앞으로 나오지 않도록 한다.
- 호흡 연습을 의도적으로 하다 보면 공기의 부피와 힘이 증가되어 어지러울 수 있다. 처음부터 과하지 않도록 조금씩 호흡량을 늘려본다.

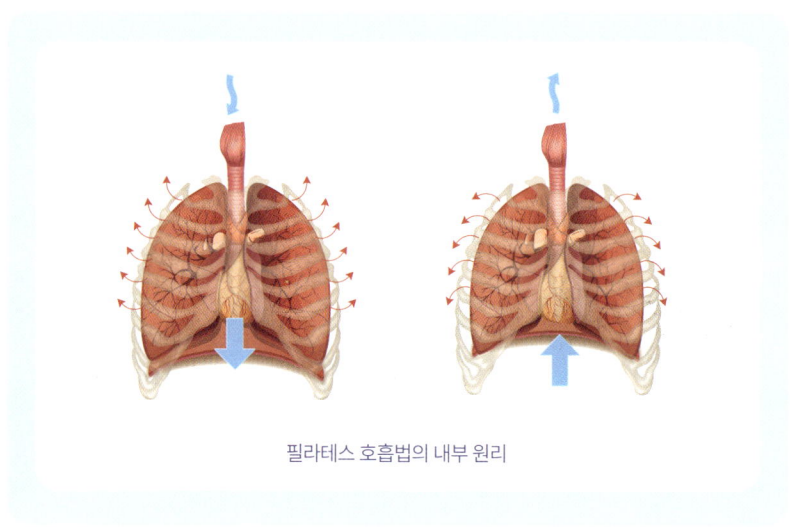

필라테스 호흡법의 내부 원리

올바른 숨쉬기로 뼈를 건강하게

올바른 호흡법을 알았다면 좋지 않은 호흡법도 알 수 있을 것이다. 평소 여유 있게 충분히 깊이 숨을 쉬지 못하고 얕고 짧고 빠르게 숨을 쉬는 버릇이 있으면 몸 안에 산소의 공급이 원활하지 않아 미네랄이 빠져 나가게 되고, 결과적으로 골밀도가 감소할 수 있다.

ph라는 용어를 들어본 적이 있을 것이다. 산성 또는 알칼리성이라 하는 수소 이온 농도를 나타내는 지표이다. 산성비를 맞으면 나쁘다고 하는 말은 각종 공해로 인해 비의 적정 ph농도가 깨졌고 이것이 자연과 인체에 해로운 영향을 주기 때문이다. 이처럼 우리 몸 안에도 적정 ph농도가 있다. 호흡으로 공급되는 산소량과 배출되는 이산화탄소량의 영향을 받는다.

우리 몸에는 항상성을 유지하려는 작용이 있다. 밖의 날씨가 변해도 체온은 항상 일정하게 유지되고 심한 운동이나 스트레스로 맥박과 호흡이 증가해도 시간이 지나면 원래대로 돌아온다. 그래야 생명이 유지될 수 있기 때문이다. 따라서 짧은 호흡으로 체내 산소와 이산화탄소 비율이 깨지면 적정한 ph농도를 유지하기 위해 신장(콩팥)이 '중탄산염'이라 하는 알칼리성 화합물을 배출한다. 그런데 이 화합물을 만들기 위해서는 인체의 필수 미네랄, 즉 마그네슘, 인, 칼륨이 필요하다. 따라서 이 작용은 어쩌다 숨이 차 몰아쉬게 되는 상황에서만 일어나야지, 습관적으로 짧은 숨을 쉬게 되면 계속해서 체내 미네랄이 소모될 수밖에 없다.

결국 뼈가 부실해지면서 나이 들어 골다공증의 위험이 커지게 된다.

뼈와 관절 건강을 위해 칼슘 등 각종 영양제를 섭취하는 분들이 많은데, 그것도 중요하지만 충분한 산소 공급과 함께 꾸준한 운동이 가장 중요하다. 사람의 뼈는 일정량의 힘을 받아 운동할 때 골밀도가 증가하기 때문이다. 테니스 선수들을 조사했더니 운동하는 쪽의 팔뼈가 안 하는 쪽에 비해 밀도가 훨씬 높았다는 보고가 있다. 골다공증이 가장 많이 발생하는 폐경기 여성들에게 보행, 조깅, 계단 오르기 운동을 9개월간 시켰더니 척추 골밀도가 5.2%나 증가했다는 연구 결과도 있다. 골다공증이 걱정된다면 올바른 호흡과 함께 가벼운 운동을 꾸준히 하는 것이 가장 좋다.

임신을 계획하고 있다면 호흡 운동부터

올바른 호흡은 모두에게 중요하지만 특히나 임신을 준비하는 분들에게 필수적이다. 그런 회원님들을 만나면 얼마나 반갑고 다행스러운 심정인지 모른다. 호흡 운동의 중요성을 인생에서 가장 결정적인 시기에 알려드릴 수 있기 때문이다. 한 생명을 품고 탄생시킨다는 일은 귀한 일인 만큼 엄청나게 체력과 건강을 소모시키는 일이다. 산전, 산후 필라테스는 미래를 위한 열쇠와도 같다. 산전운동으로 임신기간에 지치고 힘든 몸을 지킬 수 있고, 산후운동으로 임신 기간에 할 수 없었던 동작들을 통해 몸을 회복시킬 수 있다. 그에 앞서 임신을 준비할 때부터 몸을 만드는 과정도 중요한데, 그때 꼭 필요한 것이 호흡 운동이다.

왜냐하면 호흡 운동의 포인트는 횡격막을 최대한 활용하는 것인데, 태아가 있는 상태에서는 복부 수축을 할 수 없어 횡격막을 조일 수가 없기 때문이다. 임신 상태에서는 편안한 자연 호흡을 통한 스트레칭만 가능하다. 따라서 임신 전에 미리 충분한 호흡 운동을 통해 횡격막과 골반기저근의 기능을 강화하고 척추와 흉곽을 유연하게 만드는 것이 필요하다. 출산 시까지 무거운 태아를 떠받치고 있어야 하는 골반기저근 강화의 중요성은 두말할 필요가 없을 것이다. 또 태아가 커질수록 복부 공간을 확보하기 위해 흉곽이 벌어져야 하고 이에 따라 횡격막도 벌어지게 되는데, 임신 전 운동 부족으로 등과 허리가 굳어 있다면 이 과정에서 불편과 통증이 더욱 심해진다. 근육이 탄성이 있어야 임신, 출산으로 인한 급격한 신체 변화 과정을 보다 수월하게 견딜 수 있다.

임신 초기에는 안정기에 접어들 때까지 운동을 할 수가 없고, 중기 이후에는 태아가 커지면서 상체와 척추가 뒤로 젖혀져 배를 앞으로 내미는 자세를 취하게 된다. 임신 중 몸의 중심을 잡기 위한 최선의 자세지만, 척추에는 무리를 줄 수밖에 없다. 게다가 임산부의 몸에서는 출산의 과정을 위해 근육과 인대를 이완시키는 '릴렉신'이라는 호르몬이 분비되므로 허리와 관절을 지탱하는 힘이 더욱 약해진다. 이때는 절대 몸에 무리를 주지 않도록 조심해서 걷기 등 가벼운 유산소 운동과 스트레칭을 해주는 것이 좋다. 허리에 따뜻한 찜질을 해주고 잘 때는 옆으로 눕는 것이 요통을 완화할 수 있다.

출산 후에는 몸이 가벼워지고 회복되는 과정에 들어가지만, 육아를 하면서 몸에 무리가 가는 일이 많다. 점점 무거워지는 아이를 안고 돌보며 허리, 손목, 무릎 관절에 많은 무리가 간다. 모유 수유를 할 때도 보통 아이나 엄마가 선호하는 방향이 있기 마련이라 그쪽으로 척추가 휘고 몸이 틀어지기 쉽다. 출산 후 운동으로 관리를 하지 않으면 안 그래도 엄청난 변화를 겪고 약해져 있는 몸이 망가지는 건 순식간이다. 그러나 현실적으로 갓난아이를 키울 때는 잠잘 시간조차 없기 때문에 운동을 챙겨 다닌다는 것은 직접 아이를 돌봐야 하는 보통 사람에겐 '미션 임파서블'에 가깝다.

따라서 운동 센터에 갈 여유가 없는 엄마들은 집에서 틈틈이 몸을 관리해야 한다. 이때 가장 쉽게 할 수 있으면서도 가장 중요한 운동이 바로 올바른 호흡 운동이다. 아이를 키우며 잠시 숨 돌리는 틈에 숨이라도 제대로 쉬면서 최소한의 건강관리를 하자. 엄마가 건강해야 아이도 건강히 키울 수 있다.

Part 3-3

발

자세 교정의 1순위는 발!

몸이 틀어진 상태도 원인도 사람마다 다르지만 자세를 교정할 때 가장 먼저 확인하고 바로잡아야 하는 부분이 바로 발이다. 발은 우리 몸에서 그 중요성에 비해 가장 관심을 못 받는 부위이다. 하루 대부분의 시간 우리는 발을 바닥에 디딘 채로 생활하며, 많은 시간 동안 발은 작은 면적으로 우리 체중 전부를 떠받치고 있다. 그러나 이렇게 고생하는 발을 위해 운동이나 마사지를 하는 사람은 드물다. 점점 걷지 않는 생활을 하다 보니 발에 문제가 생겨도 금방 알아차리기 어려운 면도 있다. 그러나 발이나 발목이 틀어지면 하지의 정렬이 무너져 무릎, 골반, 척추, 목까지 연쇄적으로 영향을 받게 된다. 목이나 허리가 아파서 병원이나 센터에 가면 보통 그 부분만 치료하고 교정하기 마련인데, 실은 발부터 틀어져 있는 경우가 많으며, 이를 놔둔 채 가장 눈에 띄는 부분이나 통증이 심한 부분만 치료한다면 당장 증상은 완화되겠지만 곧 다시 틀어질 수밖에 없다.

  자세 교정의 원리를 얘기할 때 흔히 집을 공사하는 과정에 비유하곤 한다. 집을 지을 때 가장 첫 번째 단계는 골조를 세우기 전 집터를 고르고 다지는 것이다. 그 위에 골조를 올리고, 벽과 지붕을 쌓고, 마지막으로 인테리어와 외관 공사를 한다. 만약 집터를 충분히 단단하고 평평하게 다져놓지 않고 그 위에 집을 짓는다면 아무리 튼튼하게 골조를 짓고 화려하게 장식한다 해도 집은 곧 기울어지고 망가지고 말 것이다. 이 집터 다지기와 바닥공사가 바로 우리 몸에서 발, 발목의 역할과 같다. 발을 시작으로 하지의 중심과 정렬부터 맞추고 골반, 척추, 어깨, 목 순서로 바로 세워야 근본부터 튼튼한 정렬이 된다. 집이 기울어져 망가진 것을 눈에 보이는 부분만 고쳐봐야 잠시 땜질하는 것에 지나지 않는다. 따라서 우리 몸의 교정 1순위는 발인 것이다.

  튼튼한 집을 짓기 위해서는 바닥을 수평으로 다지는 것이 중요하듯 바로 서기 위해서는 발바닥에 고루 체중이 실리게 서는 것이 중요하다. 아래 그림과 같이 발바닥의 삼각지점을 동일한 힘으로 누르고 서는 연습부터 해보자. 발의 안쪽이나 바깥쪽 또는 뒤꿈치 방향으로 힘을 실어 서지 않도록 주의한다. 만약 내 발의 중심이 맞지 않는다면 체중이 치우쳐 실리는 발바닥의 안쪽이나 바깥쪽 또는 뒤꿈치 쪽에만 집중적으로 굳은살이 생겨 있거나 심지어 티눈이 생기는 경우도 있다.

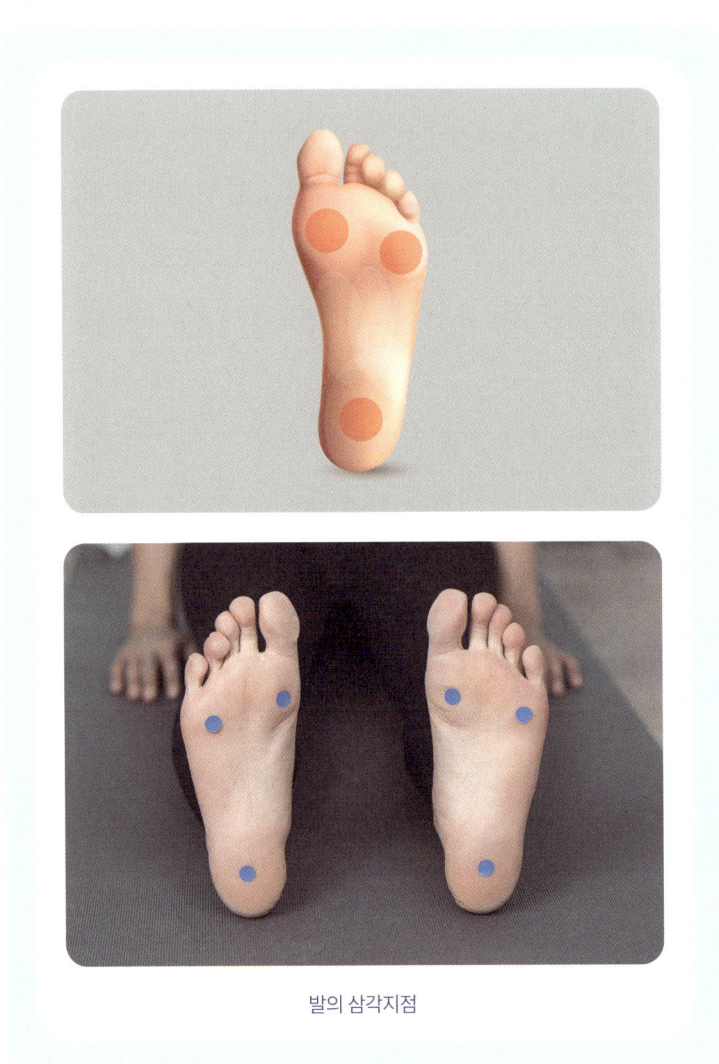

발의 삼각지점

평발과 무지외반증도 고칠 수 있을까?

우리 몸에는 약 600개 이상의 크고 작은 근육들이 있다. 그중 가장 아래에 있는 근육이 바로 발바닥에 붙어 있는 족저근이다. 족저근은 체중을 받치며 쿠션과 같이 완충 작용을 하여 하체를 시작으로 우리 몸의 관절을 안전하게 사용할 수 있도록 해준다. 족저근은 발바닥 안쪽의 움푹 들어간 부분인 아치, 즉 족궁을 형성하는 근육이기도 하다.

우리가 흔히 '평발'이라 하는 발은 이 아치가 내려앉아 완충작용을 해야 하는 족저근에 힘이 없는 상태이므로 발뒤꿈치가 바닥에 닿을 때 충격을 흡수하지 못해 무릎이나 허리에 무리를 줄 수 있다. 그리고 발목 안쪽으로 체중이 실리게 되면서 결국 하지의 중심이 무너지고 만다.

그와 반대로 발이 바닥에 닿는 면이 작아 발등이 올라가 있는 형태를 '요족'이라 한다. 요족은 족저근이 과도하게 수축되어 발바닥이 짧아진 상태이다. 발바닥과 발목, 종아리 근육은 서로 연동되어 움직이므로 발바닥 근육이 이완되어 있지 않으면 발목과 종아리도 긴장되어 수축된다. 그 결과 종아리 근육이 뭉쳐서 당기고 저리기도 하고, 발목과 무릎, 고관절과 척추의 움직임에 무리를 주어 허리 통증으로까지 나타날 수 있다.

즉 아치가 무너진 평발이나 아치가 지나친 요족 모두 발의 안정성이 떨어지며 연쇄적으로 다른 관절에 악영향을 주게 된다는 것이다. 발이 변형되는 이유는 선천적인 경우도 있지만 대부분 걸음걸이, 자세 등의 후천적인 영향이 크므로 발을 관리하는 좋은 습관과 운동으로 근골격의 많은 문제를 개선할 수 있다.

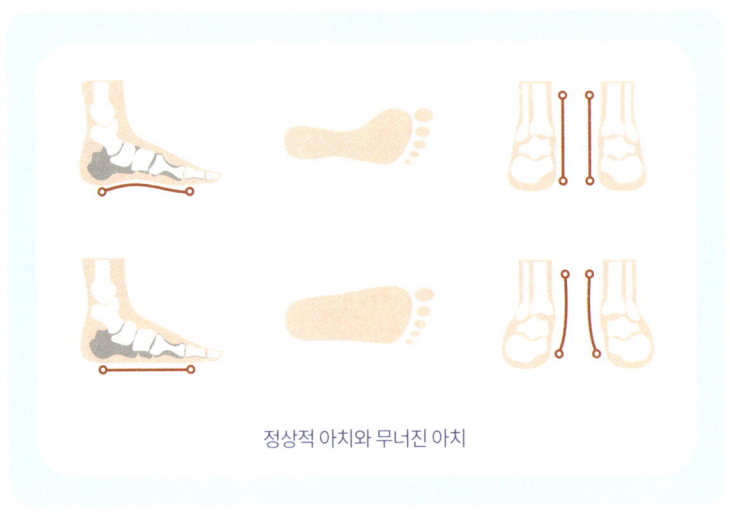

정상적 아치와 무너진 아치

발의 변형 중 가장 흔하고도 고통스러운 증상으로 무지외반증이 있다. 무지외반증이란 엄지발가락이 바깥쪽으로 밀려 변형된 상태인데, 통증은 엄지발가락의 돌출된 뼈 부분이 신발에 닿거나 걸을 때 유발되는 경우가 많지만 그 부위에 국한되지 않은 발 전체의 문제이며 발목과도 연결된 문제이다. 무지외반증은 뾰족한 하이힐을 즐겨 신는 여성들에게서 특히 많이 보이긴 하지만 남녀노소 구분 없이 발생하는 문제이며 주원인도 여러 가지가 있다.

발바닥의 아치가 무너져 무게중심이 안쪽으로 쏠려 발생하기도 하고, 아치는 있지만 족저근과 발등이 지나치게 수축되어 있거나 아킬레

스건이 짧아져 있을 때 발생하기도 한다. 또 무릎 관절이 지나치게 뒤로 밀려 있는 이른바 '백니(back-knee)' 상태일 때도 발생할 수 있다. '반장슬'이라고도 하는데, 무릎 관절이 옆에서 보았을 때 과신전(정상 범위를 넘어서 과하게 늘어남) 되어 정렬이 무너진 상태를 말한다.

이렇게 우리 몸은 각 구조와 기능이 매우 정교하고 복잡하게 연결되어 있기 때문에 어디가 아프다고 해도 아픈 부위만이 문제가 아닌 경우가 많다. 근본 원인을 찾아 해결해야만 문제가 재발되지 않는 올바른 운동이 될 것이다.

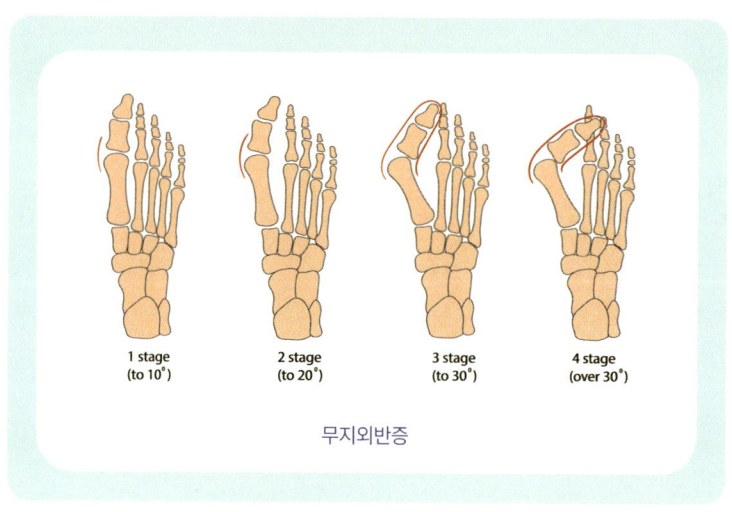

무지외반증

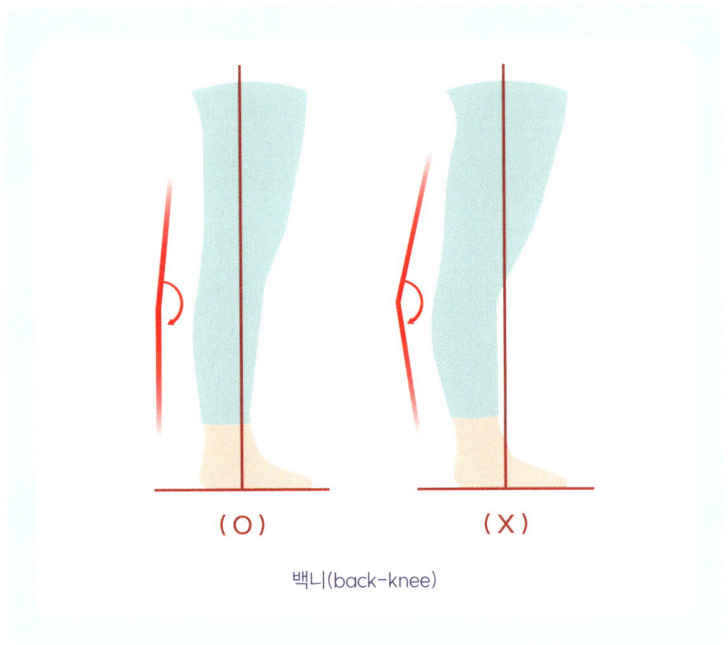

백니(back-knee)

족저근을 강화하라!

　현대인들이 살아가는 환경은 발의 건강을 지키기 힘들다. 옛날 사람들은 울퉁불퉁한 흙과 돌을 밟으면서 발바닥의 근육이 자극되었지만 지금은 평평하고 딱딱한 아스팔트밖엔 밟을 일이 거의 없다. 게다가 멋을 위해 신는 신발들도 발 건강엔 좋지 않은 경우가 많다. 굽이 높거나 앞이 뾰족한 신발을 신으면 뒤꿈치가 들리면서 다리 근육이 수축되고 긴장된다. 발을 잘 감싸주지 못해 끌고 다녀야 하는 슬리퍼나 샌들도 발과 다리를 긴장시키고 피로하게 만든다. 어쩌다 잘 차려입어야 하는 날 잠깐 신으면 모르겠지만 이런 신발을 자주 신고 다니다 보면 잘못된 걸음걸이가 습관이 되고 발과 하지에 무리를 주며, 심하면 발 변형까지 올 수 있다. 발 건강에 좋은 신발은 신었을 때 안에서 발가락이 다 펴질 정도로 앞부분이 넓고, 바닥에 적당한 쿠션이 있어 발바닥을 보호해 주는 신발이다.

　종일 일하면서 굳어지고 뻐근해진 몸을 풀기 위해 잠깐이라도 스트레칭을 하는 사람들이 많다. 하지만 우리 몸에서 가장 고생이 많고 가장 중요한 부위인 발바닥 운동을 하는 사람들은 많지 않다. 족저근을 이완시키고 강화시키기 위해 일상에서 간단히 할 수 있는 동작들을 소개한다. 매일 발바닥만 잘 풀어주어도 한결 몸이 가벼워질 것이다.

발 운동 1 공으로 발바닥 스트레칭하기

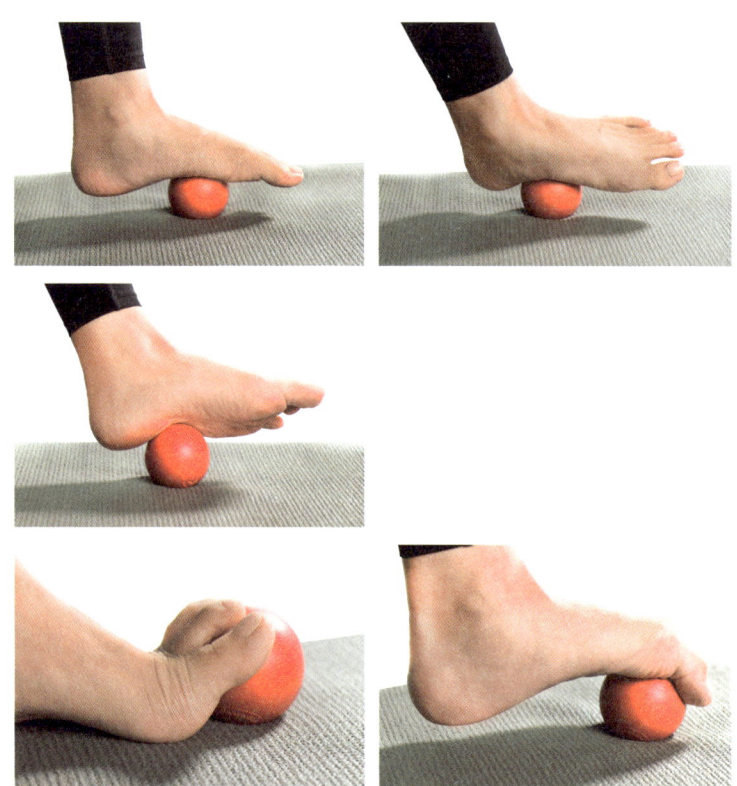

운동 방법

- 공을 발바닥에 대고 자신의 체중으로 공을 굴려가며 지그시 눌러 족저근을 풀어준다. 근육이 많이 뭉치거나 굳어져 있는 상태라면 눌릴 때 통증이 느껴질 것이다.

- 무리하지 않게 탄성이 부드러운 테니스공부터 시작하여 안전 야구공, 마사지볼, 딱딱한 골프공 순서로 사용할 수 있다.

- 양쪽 발을 각 3~5분씩 번갈아가며 풀어준다.
- 양쪽 발과 발 부위마다 느껴지는 힘과 감각이 다를 것이다. 주의하며 더 아픈 부위를 한 번 더 신경 써서 풀어준다.
- 딱딱한 공으로 발바닥 곳곳을 눌러도 시원한 느낌만 있지 찌르는 듯 아픈 느낌이 드는 곳이 없어야 건강하게 이완된 발이다.

주의 사항
- 시원하다고 오랜 시간 자극을 주면 족저근이 부을 수 있다. 한 발을 오래 마사지하기보다 부드럽게 수시로 해주는 것이 좋다.

Tip
- 수시로 운동할 수 있도록 집안에서 자주 지나다니며 눈에 잘 띄는 바닥에 마사지볼을 두는 것이 좋다. 공이 굴러다니지 않도록 접은 수건이나 운동 매트 위에 두거나, 수납 바구니에 두면 좋다.

발 운동 2 발로 공 (토닝볼) 잡기

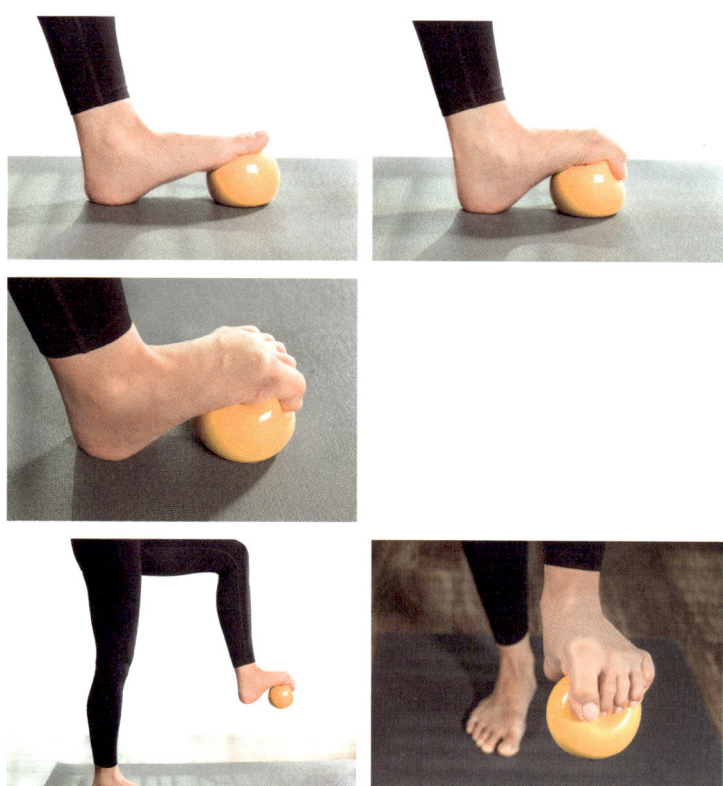

　이 운동과 1번의 발바닥 스트레칭은 내가 만나는 모든 회원에게 가르치고 훈련하는 동작이다. 발의 근육을 깨우고 하체 움직임의 기초가 되는 1순위 운동이다. 마사지볼과 0.5kg짜리 토닝볼은 꼭 하나 구입하기를 추천한다. 공의 무게감을 이용한 공 잡기는 발 근육뿐 아니라 발목, 무릎, 고관절의 강화까지 기대할 수 있는 좋은 운동이다. 특히 서 있을 때 발가락이 들려 몸의 중심이 뒤꿈치로 밀려 있거나 뻐니가 있는 분들에게 꼭 필요한 동작이다.

운동 방법

- 다섯 발가락의 밑면으로 움켜쥐듯 0.5kg 토닝볼을 잡아 올린다.
- 양발을 번갈아가며 5~10회 반복한다. 처음에는 공을 잡는 것도 쉽지 않지만 지속적인 연습을 통해 공이 바닥에서 들리도록 한다.
- 약해진 족저근을 사용하다 보면 근육의 수축이 일어나면서 발바닥에 쥐가 날 수도 있다. 공으로 발바닥 스트레칭을 충분히 하고 시도하면 쥐가 덜 난다.

발 운동 3 발로 수건 잡기

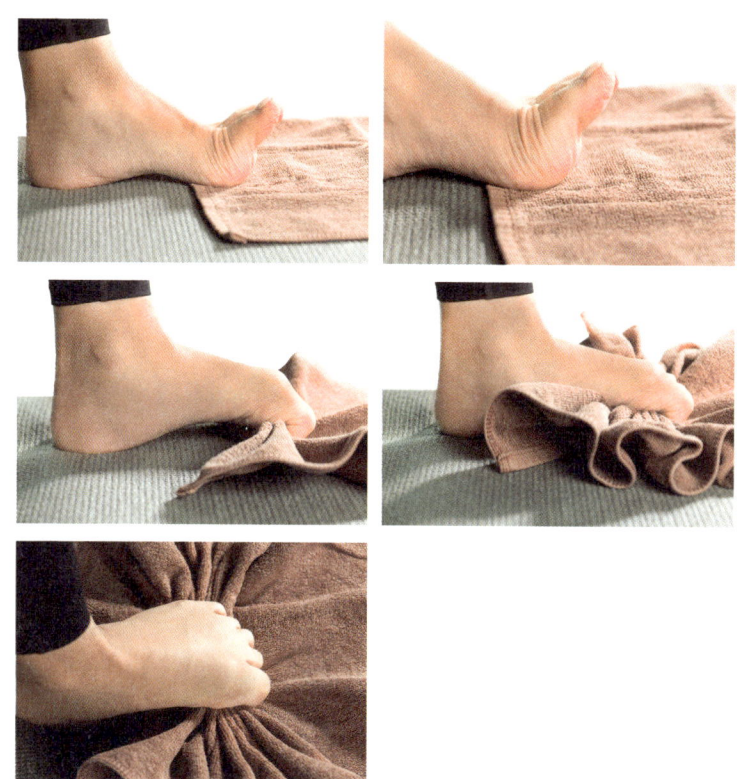

집에 토닝볼이 없다면 일단 수건으로 무게감은 없지만 비슷한 운동을 할 수 있다.

운동 방법

- 의자에 앉거나 선 채로 수건을 발밑에 깔고 발바닥으로 수건을 잡아 발가락으로 움켜쥐듯 수건을 말아 잡아당긴다.

- 동작을 5~10회 반복한다. 이 동작을 꾸준히 반복하면 족저근을 강화해 무너진 아치를 정상화시킬 수 있다.

발 운동 4) 발가락 들어 올리기

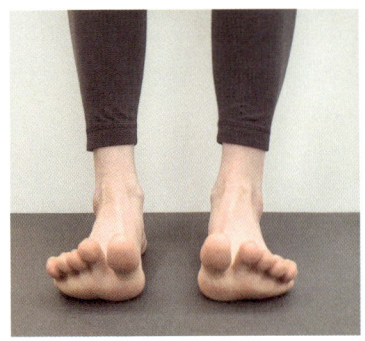 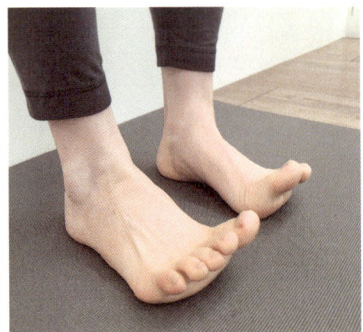

운동 방법

- 바르게 서서 또는 의자에 바로 앉아 무릎과 발을 11자 모양으로 정렬을 맞춘다.
- 열 발가락을 힘 있게 들어 올린 채로 5~10초 기다린다. 이 동작을 통해 족저근의 아치를 위로 끌어 올릴 수 있다.

발 운동 5   발가락으로 고무줄 누르기

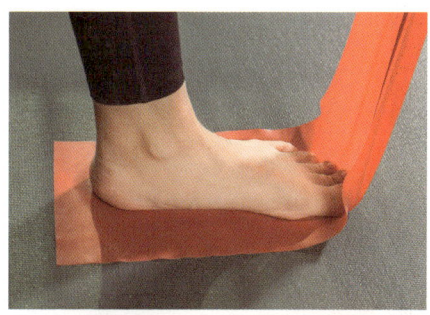

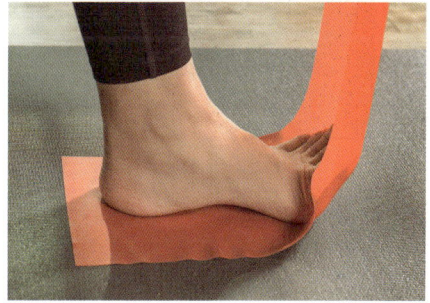

운동 방법

- 발로 밴드 끝자락을 밟고 발바닥과 다섯 발가락이 뜨지 않도록 바닥을 지그시 눌러준다.
- 밴드의 탄성을 조절하며 발가락을 들어 올렸다 내린다.
- 5~10회씩 3세트 반복한다. 이때 발가락의 밑면은 위쪽으로 쫙 편 상태에서 들어 올린다.

발 운동 6   엄지발가락에 밴드 끼우기

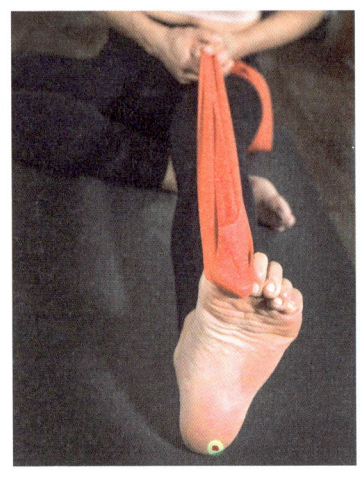 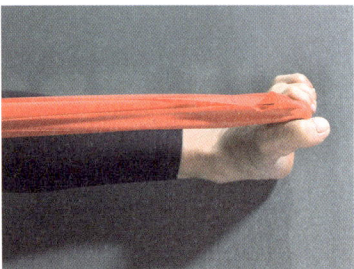

운동 방법

- 한 다리를 굽혀 다른 다리의 무릎 뒤에 받치고 다리를 앞으로 편다.
- 엄지발가락에 밴드를 걸고 발목을 세운다.
- 발가락을 힘 있게 구부렸다가 펴기를 5회 반복한다.
- 발가락의 근력 강화를 위해 구부렸을 때 5초 기다린다.
- 다섯 발가락 순서대로 운동을 하되 넷째, 다섯째 발가락은 힘이 거의 없을 것이다. 힘이 들어가는 느낌을 가져본다.

주의 사항

- 발목은 90°로 세워야 발가락에 힘을 정확하게 줄 수 있다. 발목이 발끝 방향으로 내려가지 않도록 주의한다.

Tip

- 넷째, 다섯째 발가락은 작고 근력이 약하기 때문에 밴드를 빼고 발가락을 구부려 힘주는 연습을 해 보는 것도 추천한다.

Part 3-4

발목, 무릎

발목을 유연하게

　발의 정렬을 확인하고 발 근육을 강화했다면 그다음은 발목이다. 대부분의 사람들은 발목 운동을 준비 운동이나 마무리 운동을 할 때 발목 돌리기 정도로만 생각한다. 그러나 발목의 기능은 발바닥과 함께 하체 정렬의 기반이 된다. 발목이 유연해야 골격계가 안정적으로 움직일 수 있다. 걸음을 내디딜 때 발이 땅에 닿으면서 발목이 접히고 그다음 무릎, 고관절이 순차적으로 움직인다. 따라서 발목의 정렬이 무너지면 다른 관절에도 무리가 가게 되고, 결과적으로 무릎이나 허리 통증을 유발하는 원인이 되기도 한다.

　발목은 가동성이 좋은 회전하는 관절이지만 걷기만 할 때는 회전을 할 일이 별로 없다. 걷다가 발목을 접질리는 일이 더러 있는데, 이때 발목이 바깥쪽으로 꺾이면서 회전을 하게 된다. 이렇게 생긴 가벼운 통증은 며칠이 지나면 대부분 회복되지만, 대수롭지 않게 여기고 관리를 소홀하게 할 경우 발목의 인대가 약해져 다시 접질리는 반복적인 발목 손상이 올 수 있다. 발목을 지지하는 인대가 약하거나 움직임의 가동 범위가 좁은 분들은 가벼운 동작도 쉽지 않을 것이다. 운동은 지속적으로 반복할 때 강화된다. 발목의 움직임이 편해질 때까지 가능한 범위 내에서 꾸준히 연습하는 것이 좋다.

발목의 부드러운 움직임은 하체 전체의 관절을 지킬 수 있다. 일상에서 간단히 발목 건강을 지킬 수 있는 동작이다.

발목 운동 1 발뒤꿈치 들었다 내리기

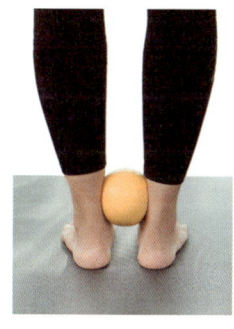 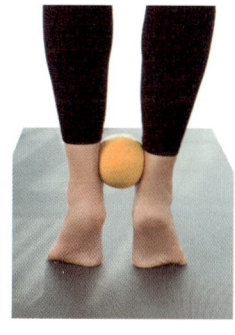 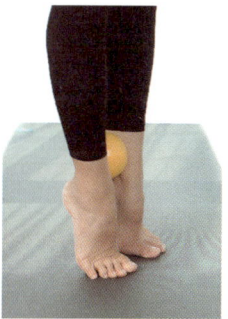

운동 방법

- 발을 11자 모양으로 나란히 정렬을 맞추고 발목 사이에 공을 끼운다.
- 몸을 바르게 세워 키가 커지듯이 뒤꿈치를 들고 내린다.
- 한쪽 발목에 힘이 실리지 않도록 50:50의 중심으로 뒤꿈치를 든다. 10회씩 3세트 반복한다.

- 공이 없는 경우는 수건을 말아서 넣어 발목의 중심을 잡을 수 있다.

주의사항
- 넷째, 다섯째 발가락 쪽으로 체중이 실려 발목이 꺾이지 않도록 주의한다.

Tip
- 빠르게 반복하기보다 키가 커진다는 느낌으로 천천히 발을 들고 내리며, 발목 근육의 강화를 위해 뒤꿈치 올린 상태로 동작을 잠시 유지해 본다. 종아리 근육의 수축, 이완 작용으로 하체의 혈액순환에도 도움이 된다.

걷기 운동이 무조건 좋을까?

산책, 등산 등 건강을 위해 걷기 운동을 하는 사람들이 많다. 하지만 몸의 정렬이 무너진 채 잘못된 보행 습관으로 걷는다면 오히려 관절에 무리를 주고 결과적으로 건강에 해로울 수 있다. 바른 자세로 걸어야만 좋은 운동 효과를 얻을 수 있다. 바른 자세로 걷기란 머리와 척추를 기준으로 신체의 좌우가 어느 한쪽에 치우침 없이 양쪽이 같은 힘과 무게를 실은 상태로 걷는 것이다. 좀 어렵게 들리지만 간단히 확인할 수 있는 방법이 있다. 바로 선 자세와 마찬가지로 걸을 때 양 발끝이 11자로 나란한가를 보면 된다.

만약 발끝이 바깥쪽으로 벌어진 채 걷고 있다면 이른바 '팔자걸음'이다. 반대로 발끝이 안쪽으로 기울어진 '안짱걸음'이라 한다. 둘 다 잘못된 자세지만 주변에 보면 팔자로 서고 걷는 사람이 안짱에 비해 좀 더 흔하다. 왜냐면 골반의 고관절에 다리뼈가 끼워진 방향이 팔자가 되기 더 쉽기 때문이다. 우리가 힘을 빼고 양다리를 쭉 뻗고 바닥에 털썩 앉을 때는 양 발끝이 바깥쪽으로 벌어지게 되어 있다. 따라서 몸에 힘을 빼고 대충 걸으면 팔자로 걷기 쉽다. 팔자걸음을 하면 골반은 따라서 뒤로 내려가고 척추는 일자로 펴지며 정렬이 무너지게 된다.

걸음걸이 하나만으로도 자세와 척추에 영향을 준다는 사실을 꼭 기억해야 한다. 발-발목-무릎-고관절-골반까지 하지의 정렬을 지킬 수 있는 자세의 시작은 발끝을 11자로 두는 것이다. 지금 당장 11자로 서고 걷는 습관을 들여야 한다. 물론 팔자걸음으로 걷던 사람이 하루아침에 바른 걸음으로 걸을 수는 없다. 느낌도 어색하고 오히려 발목이나 무릎이 불편할 수도 있기 때문이다. 본래 걷던 대로 걷기와 11자로 걷기를 번갈아가며 비교 연습하다 보면 어느새 바른 걸음이 익숙해져 있을 것이다.

밀리면 안 돼, 무릎!

무던하게 아픈 티를 잘 내지 않는 발, 발목과 달리 무릎은 금방 문제가 드러나는 부위이다. 운동 상담을 할 때 아프고 불편한 곳으로 가장 많이 얘기 나오는 곳이 목, 허리와 함께 무릎이다. '하체의 정거장'으로서 종일 우리의 체중을 떠받치고 있는 부분이기도 하면서 무릎은 구조적으로 다른 관절에 비해 안정성이 떨어지는 관절이기도 하다. 무릎 앞쪽에는 '슬개골'이라는 뼈가 대퇴골(허벅지뼈)과 정강이골(종아리뼈)을 연결해 굽힘이 일어나도록 움직여 주지만, 무릎 주변의 근육은 두께가 얇고 관절의 결합도가 낮기 때문에 상대적으로 인대의 의존도가 높다. 그에 비해 운동량은 많으므로 무릎 뒤(오금)가 뒤로 밀리기 쉬운 구조이다. 우리가 앞서 백니(back-knee)에 대해 살펴보았는데 바로 그 증상이다.

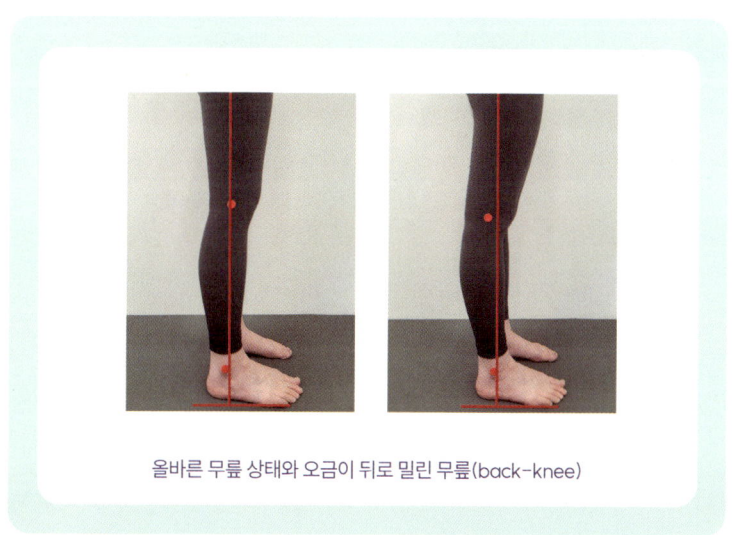

올바른 무릎 상태와 오금이 뒤로 밀린 무릎(back-knee)

그림과 같이 다리의 중심이 뒤로 밀리면 몸의 정렬이 무너지는 것은 물론, 체중으로 인해 무릎이 정상 위치보다 뒤로 밀리고, 무릎 연골과 인대의 힘이 앞쪽으로 하중이 실리며 무릎 뒤가 더욱 늘어나게 된다. 오랫동안 이런 상태로 서 있거나 운동을 하면 슬개골 앞쪽의 마찰이 심해지며 무릎 관절이 쉽게 손상된다. 무릎 관절을 오래도록 건강히 보존하기 위해서는 무리가 되지 않는 움직임으로 무릎을 회복하여 안정성을 찾아야 한다. 무릎을 보호하는 가장 좋은 자세는 평소 무릎 뒤가 지나치게 펴지지 않도록 서 있을 때 무릎을 살짝 구부린 느낌으로 있는 것이다.

무릎 운동 1 · 의자에 앉아 무릎 당기기 운동

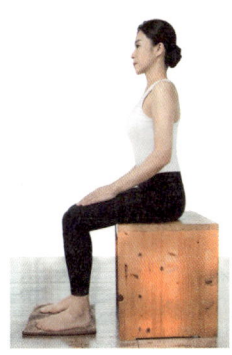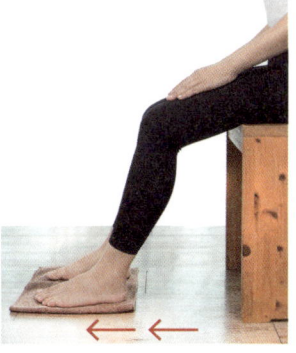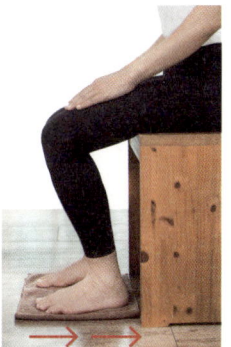

무릎 뒤 오금을 강화해서 무릎 관절을 보호할 수 있는 동작이다.

운동 방법

- 의자의 앞쪽으로 당겨 앉고 바닥에는 수건을 깔거나 양말을 신는다.
- 발을 11자 모양으로 정렬을 맞추고, 두 다리를 앞쪽으로 밀었다가 제자리로 들어간다.
- 발을 당길 때는 발바닥에 마치 껌이 붙어 있다는 느낌으로 끈끈하게 천천히 잡아당긴다.
- 5~10회 반복한다.

Tip

- 뒤로 밀린 무릎(back-knee)의 생활 교정은 의외로 간단하다. 무릎을 과하게 편 상태로 지내는 것이 문제이기 때문에 서 있는 상태에서는

무릎을 살짝 구부려 덜 펴는 자세가 무릎을 보호하기 좋다. 서 있을 때 의식적으로 무릎을 덜 펴보자. 그럼 백니 예방 운동을 한 것이다.

Part 3-5

고관절, 골반

골반의 제자리는 어디?

골반은 상체와 하체를 연결하는 정거장과 같아 몸의 중심부에서 모든 뼈들의 움직임을 간섭하고 있다. 큰 역할을 하고 있는 만큼 가장 안정적으로 자리 잡고 있어야 할 버팀목이건만 평소 골반이 제자리를 지키고 있는 사람이 많지 않다. 앞서 살펴본 바와 같이 발과 발목, 무릎 등 하지 정렬이 무너져 있으면 골반의 중심도 자연히 흐트러지게 된다.

해부학적으로 올바른 골반은 약 12~15도 정도 앞으로 살짝 기울어져 있어야 한다. 그러나 보통 바닥이나 의자에 편하게 (구부정하게) 앉아 있을 때 골반의 각도는 뒤쪽으로 기울게 되므로 일부러 자세를 바로 하려는 노력이 없으면 점점 골반이 뒤로 기울어진 자세가 편하다고 느끼게 된다. 그래서 '골반 후만(후방경사)'이라 불리는 상태가 많이 발생하는데, 이 상태에서는 발끝이 바깥쪽으로 향하는 팔자걸음 자세가 편하게 느껴지므로 연관이 있는 문제이다. 반대로 골반이 정상보다 앞쪽으로 넘어가 척추가 많이 꺾이고 가슴이 열린 자세를 '골반 전만(전방경사)'이라 한다. 둘 다 하지 정렬을 무너뜨리고 골반에 무리를 주는 잘못된 자세이므로 골반 각도를 바르게 하도록 해야 한다.

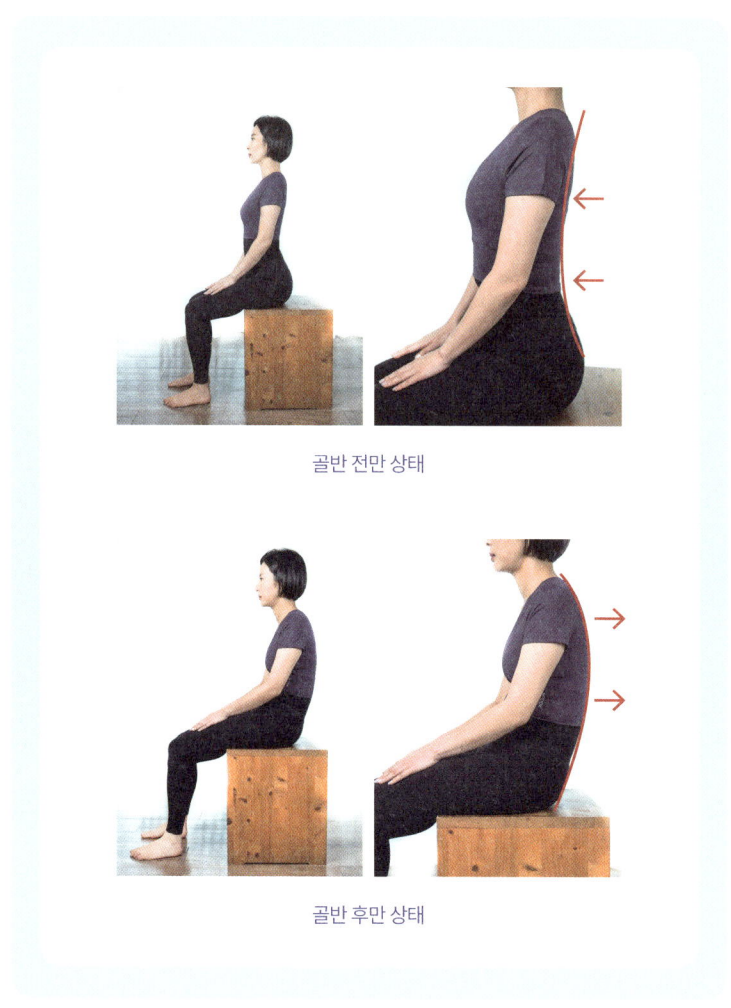

골반 전만 상태

골반 후만 상태

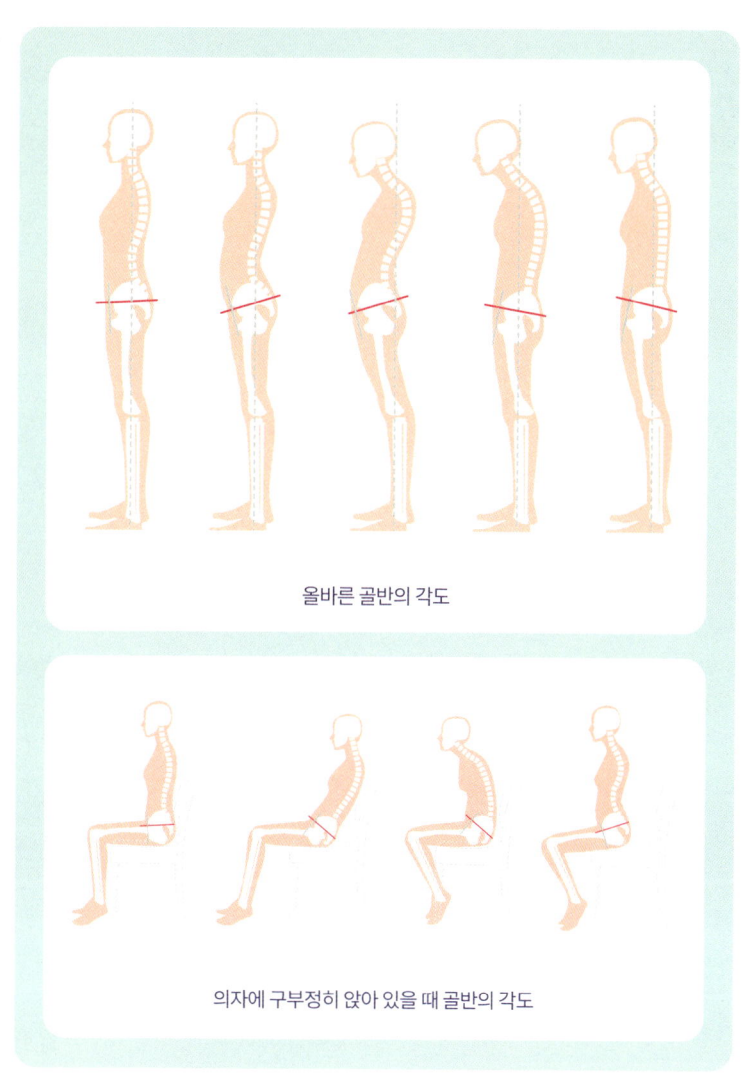

올바른 골반의 각도

의자에 구부정히 앉아 있을 때 골반의 각도

　골반이 기울어진 채 기울어진 것도 모르고 지내던 사람이 골반의 각도를 맞추고 다니려 하면 처음에는 어색하고 영 자세가 어정쩡한 느낌이 들 것이다. 올바른 골반의 각도가 자연스럽게 느껴질 때까지 생활 습관에 주의를 기울여야 한다. 수시로 골반의 각도를 조절하는 운동을 하면 도움이 된다.

골반 운동 1 | 골반 시계운동 12시/6시

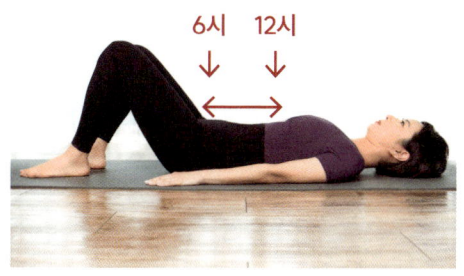

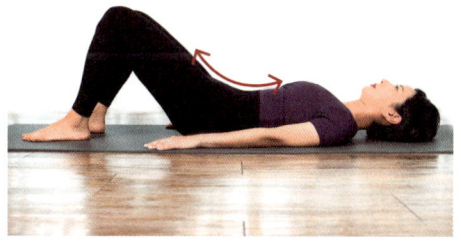

골반의 각도를 조절하는 연습도 되고, 틀어진 골반도 교정할 수 있는 동작이다.

운동 방법

- 천장을 보고 두 무릎을 세워 바르게 눕는다. 이때 발의 모양은 11자 정렬이다.
- 배 위에 동그란 시계 하나가 있다 생각하고 꼬리뼈가 있는 방향은 6시, 가슴 아래 등은 12시 방향이라고 가정하자.
- 호흡을 내쉬면서 6시 방향으로 꼬리뼈를 지그시 눌러준다. 이때 허리는 손이 들어갈 만큼 들릴 것이다. 천천히 움직이며 골반의 움직

임을 확인한다.
- 다음은 12시 방향으로 등을 눌러 꼬리뼈가 말리듯이 바닥에서 살짝 들리도록 한다.
- 턱을 내리고 허리에 무리가 가지 않도록 한다. 10회 반복한다.
- 호흡은 꼬리뼈를 내리는 6시 방향일 때 내쉰다.

주의사항
- 허리가 아픈 사람은 12시 방향(꼬리뼈가 들리는 자세)을 강하게 누르지 않도록 주의한다.

골반의 앞뒤 기울기뿐 아니라 좌우의 균형이 깨지는 경우도 흔하다. 골반을 하나의 뼈로 알고 있는 사람들이 많지만 실은 양쪽 두 개의 뼈가 결합된 구조이므로 한쪽은 앞쪽으로 또 한쪽은 뒤쪽으로, 또는 위아래로 기울어질 수도 있다. 이럴 때 보통 '골반이 틀어졌다'고 한다. 거울로 봤을 때 양쪽 골반의 높이나 튀어나온 정도가 다르거나, 옷이 한쪽으로만 자꾸 돌아간다면 골반이 틀어졌을 가능성이 크다. 앉아 있을 때 다리를 꼬거나, 식탁에서 식사를 할 때 한쪽 다리를 세우거나, 책상에 한쪽 팔을 걸쳐 앉거나 등의 몸을 한쪽으로 기울이는 생활습관을 갖고 있으면 골반이 틀어지기 쉽다.

자세는 언제나 바로 하는 것이 좋지만, 이미 몸이 한쪽으로 기울어졌고 언제나 바른 자세를 유지하기는 힘들다면, 의식적으로 다른 쪽을 사용하다 보면 (예를 들어 습관적으로 꼬는 다리 방향의 반대로 꼬는 등) 골반 틀어짐을 교정하는 데 도움이 된다. 골반은 전후좌우로 기울어지기 쉬운 불안정한 뼈지만 그렇기 때문에 생활습관을 고치면 충분히 교정할 수 있다. 생활 속에서 골반을 교정할 수 있는 요령을 알아보자.

| 골반 운동 2 | **의자에 앉은 자세 조정하기**

평소 앉은 자세에서 누구나 가장 쉽게 교정할 수 있는 동작이다.

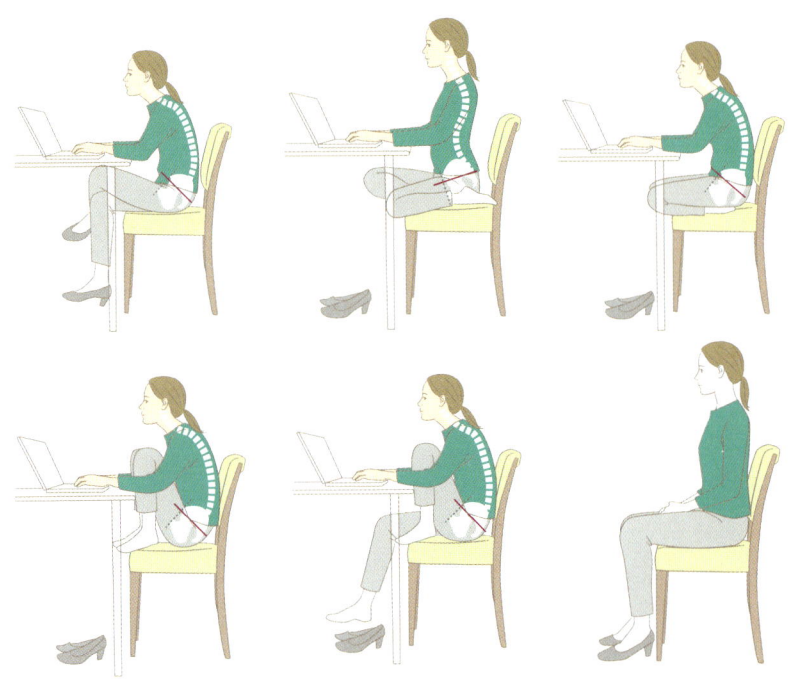

운동 방법

- 척추가 후만인 경우 의자에 앉을 때 골반을 앞으로 살짝 기울여 무릎이 골반보다 아래쪽에 있도록 한다.
- 전만인 경우 골반을 뒤로 기울여 무릎이 골반보다 위쪽에 있도록 한다.
- 중립의 자세는 척추와 골반이 후만과 전만의 가운데 자리이다.

고관절을 부드럽게

　고관절은 골반에 대퇴골(허벅지)이 연결된 부위의 관절을 말하는데 역시 그 중요성에 비해 관심을 덜 받는 부위이다. 다른 관절은 불편하면 금방 티가 나지만 고관절은 기능이 떨어져도 일상생활은 다른 관절들을 이용해 어찌어찌 할 수 있기 때문이다. 하지만 고관절은 앉거나 걷는 등 하체를 사용할 때 무릎과 발목 관절이 여러 각도로 구부러지며 안정적으로 움직이도록 돕는 중요한 역할을 한다. 고관절이 굳어지면 하체의 안정성이 떨어지므로 조금만 무리를 해도 넘어지거나 부상을 당하기 쉽다.

　주변에서 보면 나이 드신 분들이 몸이 굳어 종종걸음으로 다니시다 넘어져서 골반이나 고관절에 부상을 당하면 몇 달이나 누워 계시다가 다시는 일어서지 못하게 되는 일이 간혹 있다. 이런 일이 있을 때에야 잠시 우리의 입에 '고관절'이 오르내리고 관심을 갖지만, 이렇게 굳어져 버리기 전에 미리미리 관리해야 고관절과 하체의 건강을 지킬 수 있다.

　요즘은 어린아이들부터 가만히 앉아서 생활하는 시간이 길다 보니 젊은 나이부터 고관절이 유연하지 못한 경우를 많이 본다. 다리를 쭉 펴고 앉았을 때 허리를 반듯하게 펴지 못하는 경우, 양반다리로 앉았을 때 허리를 펴지 못하거나 무릎이 바닥에서 많이 들리는 경우, 바닥에 앉아서 양다리를 옆으로 벌릴 때 잘 벌어지지 않는 경우, 골반을 앞, 뒤로 움직였을 때 상체가 분리되지 않고 같이 움직인다면 고관절이 굳어 있는 사인이라 볼 수 있다.

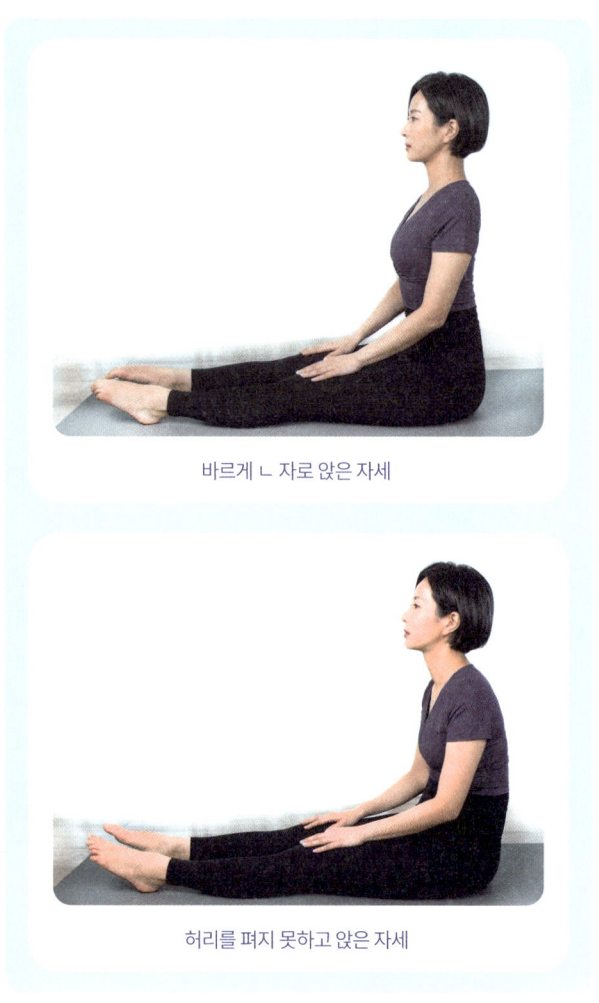

바르게 ㄴ 자로 앉은 자세

허리를 펴지 못하고 앉은 자세

생활 속에서 고관절을 부드럽게 할 수 있는 운동을 소개한다.

고관절 운동 1 **고관절 굽히기**

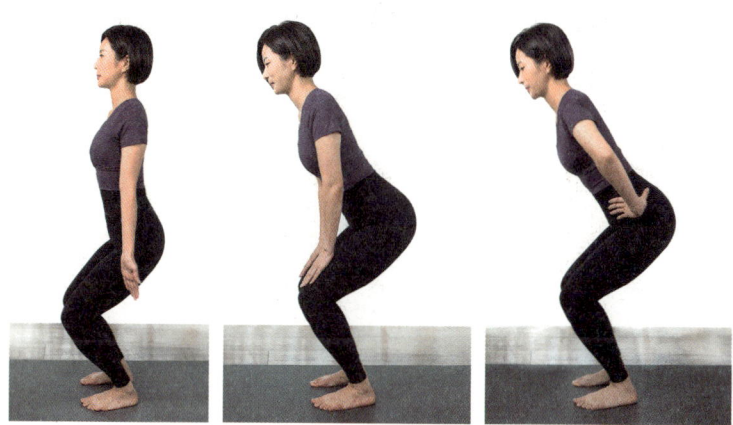

운동 방법

- 발을 평행하게 11자로 서서 발목, 무릎, 고관절을 접이자처럼 지그재그로 접히도록 무릎을 구부린다.
- 이때 무릎에 무리가 가지 않도록 상체를 대각선으로 기울인다. 무릎이 안쪽으로 모이지 않고 평행이 되도록 한다.
- 굽혔다 펴기를 5~10회 반복한다.
- 허리와 무릎이 아플 때는 굽힌 채로 오래 버티지 않는다.
- 호흡은 무릎을 굽힐 때 내쉰다.

고관절 운동 2 고관절 열기

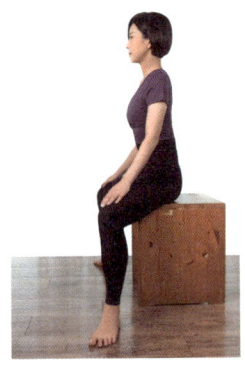 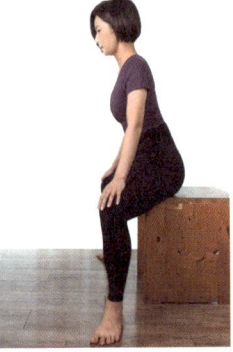

운동 방법

- 의자에 앉아서 정면을 보고 두 다리는 가동 범위가 가능한 곳까지 옆으로 벌린다.
- 무릎과 발은 같은 방향을 바라볼 수 있도록 한다.
- 척추를 바르게 세운 채로 골반 중립의 위치에서 고관절을 앞뒤로 움직인다.
- 호흡은 고관절을 앞으로 기울일 때 내쉰다.

주의사항

- 상체를 앞으로 기울일 때는 허리가 꺾이지(과한 요추전만) 않도록 한다.

고관절 운동 3 루프밴드로 고관절 운동하기

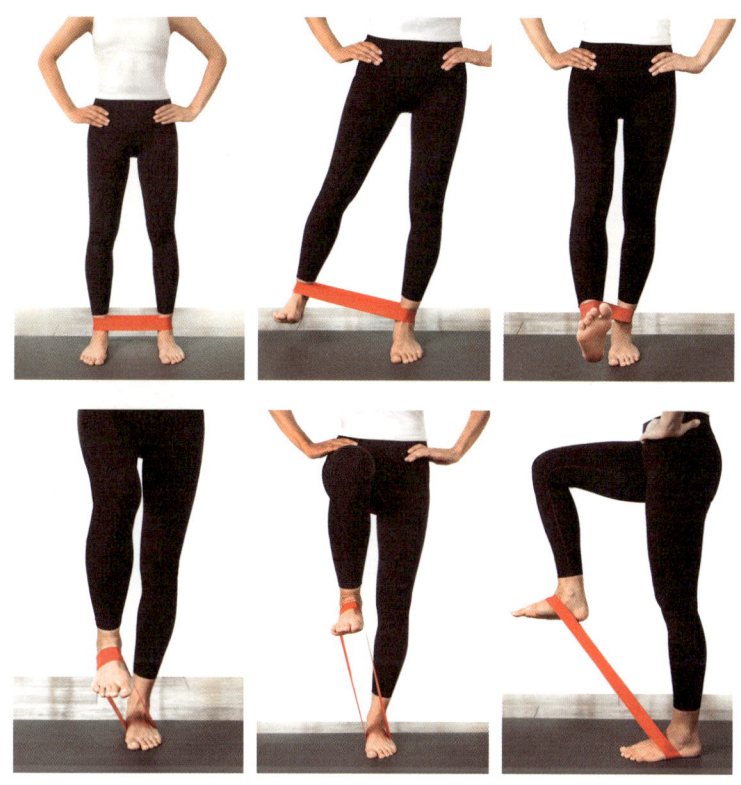

이 동작은 발목을 강화하고 뒤로 밀린 무릎과 고관절을 교정할 수 있는 동작이다. 하지만 하지의 균형 잡기가 불편한 분들은 다리의 각도를 조절하며 균형 잡기를 먼저 챙겨야 한다.

운동 방법
- 루프밴드를 발목에 걸고 두 다리를 어깨 넓이 정도로 벌린다.

- 발등이 정면에서 보이도록 다리를 옆으로 들고 내리기 10회, 앞으로 들고 내리기 10회 반복한다.
- 한 발은 밴드를 밟고 다른 발등에 밴드를 걸어 앞으로 다리 90° 들고 내리기를 10회 반복한다.
- 호흡은 다리를 올릴 때 내쉰다.

주의사항

- 루프밴드가 없거나 근력이 약한 경우에는 밴드 없이 다리만 움직여 균형을 잡고 동작을 진행해도 좋다. 몸은 한쪽으로 기울어지지 않도록 유의한다. 동작의 기준은 고관절이 될 수 있도록 집중한다.

Tip

- 밴드는 여러 종류의 탄성이 있다. 제조사마다 색깔은 다를 수 있지만 보통은 색깔이 밝을수록 부드럽고 색깔이 진할수록 탄성이 강하다. 교정이나 재활 운동을 위해서는 탄성이 부드러운 밴드를 선택하는 것이 좋다. 탄성이 강하면 동작을 하기 위해서 불필요한 힘이 몸에 들어가기 때문에 필요한 근육 운동보다는 엉뚱한 운동이 될 수 있다.

Part 3-6

허리, 배

허리와 배는 한 세트

날씬한 연예인들을 보며 감탄할 때, 반대로 거울 속의 내 몸을 보고 한숨 쉬며 다이어트를 다짐할 때 가장 눈에 띄는 부분이 바로 복부(배)이다. 이른바 '똥배'라고 말하는 아랫배 군살, 다른 부위는 그럭저럭 괜찮은 것 같은데 유독 이 똥배로 고민하고 있다면 척추의 변형 문제를 생각해볼 수 있다. 가슴과 등, 배와 허리는 반드시 세트로 움직인다. 척추는 고정되어 있는데 배만 움직일 수는 없다는 것이다. 배에 군살이 많이 붙어 있고 힘이 없어 앞으로 축 처져 있다면 척추도 앞으로 밀려 있을 가능성이 크다(척추전만). 배가 앞으로 미는 힘은 척추에 무리를 주어 변형과 디스크가 생기기 쉽다. 배를 밀어 넣고 허리를 똑바로 세우려 해도 마음대로 되지 않는다면 이미 척추가 뻣뻣하다는 얘기다.

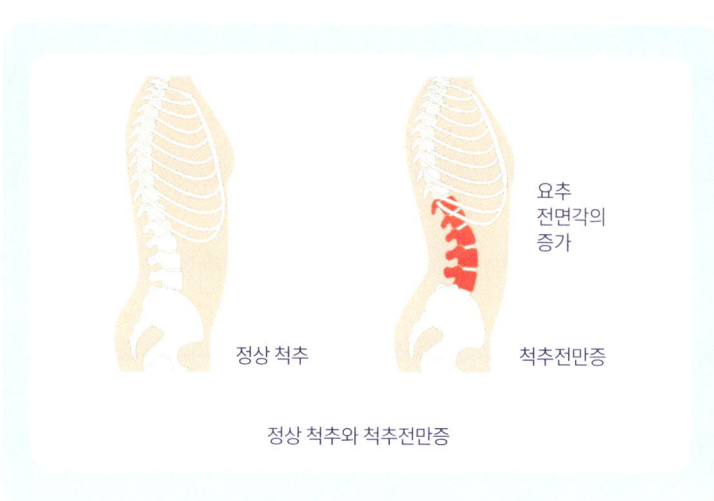

정상 척추와 척추전만증

　이런 경우는 척추의 움직임을 부드럽게 하기 위해 척추를 잡고 있는 근육들을 이완하는 스트레칭부터 해야 하는데, 일단 나온 뱃살이 눈에 거슬려서 윗몸 일으키기와 같이 복근의 힘을 키우는 운동부터 과하게 하는 분들이 많다. 이것은 정말 말리고 싶다. 허리, 등 부위도 함께 운동하지 않고 복근 운동만 강하게 하면 몸 앞쪽의 근육만 강화되어 균형이 깨지게 된다. 그러면 앞쪽의 근막(근육을 감싸고 있는 막)이 짧아져 상체와 어깨는 앞으로 말리고 요추(척추의 허리 부분)의 S자 커브가 줄어들 수 있다. 척추는 모두 연결되어 있으므로 요추의 커브가 변형되면 흉추(척추의 등 부분)와 경추(척추의 목 부분)의 커브에도 문제가 생긴다. 결과적으로 오히려 어깨, 등 쪽의 통증과 부상을 유발할 수 있다.

　따라서 뱃살을 빼고 복부 근육을 강화하고 싶다면 요추 부분의 근육을 이완하고 강화하는 것이 우선인데, 이 근육들은 몸 깊은 곳에 있어

만질 수 없고 윗몸 일으키기처럼 큰 동작으로 강화할 수 있는 것이 아니다. 건강하고 안전하게 허리를 지키는 복부 강화 운동을 소개한다.

허리·배 운동 1 **롤업 & 롤다운**

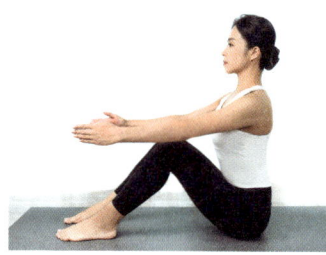
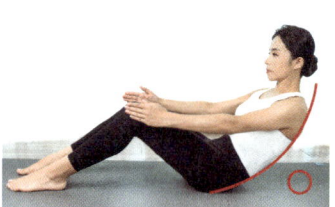
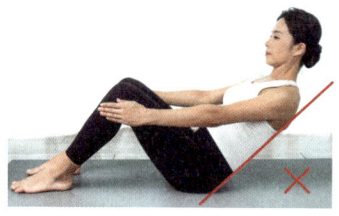

대표적인 척추 분절운동이다. 머리에서 꼬리뼈까지 척추를 알파벳 'C'자 모양이 되도록 등을 동그랗게 말아서 상체가 뒤로 누웠다가 올라오는 동작이다. 가장 많이 하는 실수는 내려가면서 등을 먼저 밀게 되는 것이다. 등은 밀지 않고 골반의 무게중심과 발의 중심점으로 균형을 잡아 척추 뼈의 아래쪽부터 순서대로 분절운동이 되도록 집중한다.

운동 방법

- 발은 평행하게 11자로 누르고 두 무릎을 세워 팔은 앞으로 나란히 뻗는다.
- 호흡은 코로 숨을 마시고 입으로 가늘게 내쉬면서 내려간다.
- 골반 앞을 넓히며 척추 마디마디를 바닥에 내려놓듯 뒤로 천천히

내려간다.
- 척추 분절운동은 횟수보다는 정확하게 분절되는 움직임에 집중해서 5~10회 반복한다.
- 무릎을 굽혀 다리를 세운 채 동작을 수행한 뒤에는 두 다리를 펴고 발과 다리가 매트에서 떨어지지 않도록 바닥으로 밀착시킨 채 롤업 & 롤다운을 진행한다.

주의사항
- 꼬리뼈나 허리의 불편함이 느껴질 때는 버티면서 동작을 진행하지 않는다.
- 허리가 아프거나 통증이 있는 사람은 롤업 & 롤다운 동작을 절대 하지 않는다.

Tip
- 척추의 분절이 되지 않는 경우 동작을 할 때 '쿵' 소리가 나듯 중심을 잃고 매트 뒤로 넘어갈 것이다. 이런 경우는 롤업 & 롤다운 동작을 혼자서 연습하기 어렵고, 동작으로 분절을 해결하기가 쉽지 않을 것이다. 먼저 굳어져 있는 등 근육을 땅콩볼이라 불리는 마사지 볼로 부드럽게 이완하는 것이 순서이다. 척추의 부드러운 분절의 움직임은 시간이 오래 걸릴 수 있기 때문에 조급한 마음을 내려놓고 꾸준한 관리로 허리 건강을 챙기자.

허리·배 운동 2   롤링

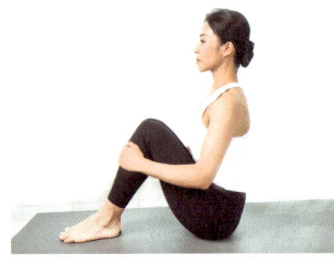
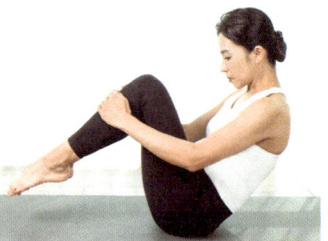
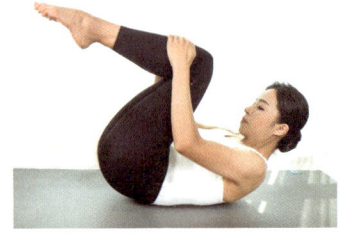

척추가 굳어 있어 롤업 & 롤다운 동작을 제대로 하기 어려울 때 롤링부터 하면 도움을 받을 수 있다. 공처럼 구르는 동작이다.

운동 방법

- 두 다리를 모으고 손으로 정강이 앞쪽을 잡고 몸을 작은 공처럼 만든다.
- 머리는 바닥에 닿지 않고 골반의 균형점을 유지하여 그네가 움직이듯이 내려갔다가 올라온다.
- 척추뼈를 한 마디씩 도장을 찍듯 눌러주며 리듬감 있게 움직인다. 10회 반복한다.
- 호흡을 내쉬면서 한 숨에 내려갔다 올라오는 동작을 한다.

허리·배 운동 3 엎드려서 허리 세우기

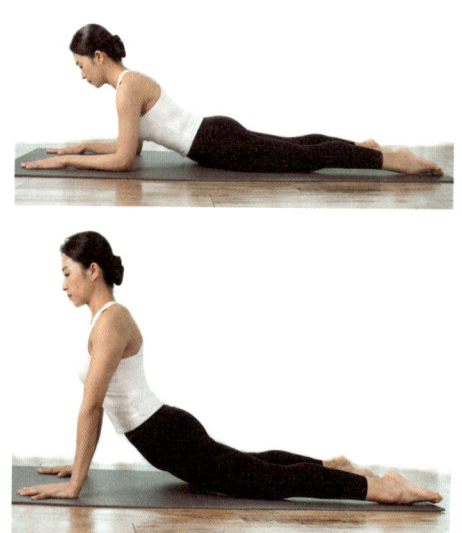

척추 사이에 있는 추간판(디스크)의 공간을 넓혀주고 척추의 정렬을 지킬 수 있는 동작이다. 골반 후방경사, 굽은 등과 말려 있는 어깨에도 좋은 동작이라 현대인들에게 추천하는 필수 운동이다.

운동 방법

- 엎드려서 팔꿈치를 바닥에 대고 상체를 세운다. 두 팔은 어깨 넓이만큼 벌리고 어깨 아래 팔꿈치가 와서 팔이 직각이 되도록 한다.
- 다리는 가볍게 벌리고 턱을 들거나 떨구지 않고 목(경추)의 정렬을 지켜 사선 아래 시선을 본다.
- 허리에 압박이 가해지지 않도록 배꼽이 바닥에서 떨어지도록 위로

들어준다. 이때, 치골을 누르듯이 호흡은 내쉬면서 척추를 세워 올린다.
- 척추가 바르게 세워진 상태에서 5초 기다리며, 5~10회 반복한다.

Tip
- 배꼽 앞에 포도알 하나가 있다고 상상하고 터지지 않도록 아랫배에 힘을 살짝 주면서 배가 바닥에 닿지 않도록 한다. 우리가 볼 수 없는 척추의 간격을 바르게 맞춰 주고 허리가 과하게 꺾이지 않도록 도와주는 좋은 방법이다.

모든 동작은 자신의 가동 범위를 조절하며 가능한 각도에서 안전하게 진행한다. 한두 번 열심히 하고 몇 주 쉬는 것보다 짧지만 지속적으로 자주 반복하는 것이 중요하다. 꾸준한 노력으로 건강한 허리와 복부 근육을 가져보자.

허리, 배 어느 쪽이 약할까?

허리, 복부 강화 운동을 하기 전 내 몸 상태를 확인할 수 있는 법이 있다. 누운 자세에서 롤업, 롤다운 동작을 해보고, 반대로 엎드린 자세에서 상체를 들어 올리며 척추의 움직임을 비교해 본다. 즉 두 가지 동작 중 상대적으로 수월한 쪽이 있고 잘 안 되는 쪽이 있을 것이다. 잘 되지 않는 동작이 근육 강화나 운동이 필요한 쪽으로 생각하고 더 많이 연습하면 복부와 등을 균형 있게 강화할 수 있다.

사람마다 체형이 다르기 때문에 동작을 했을 때 불편함이 다르게 느껴진다. 요추에 과한 커브를 가진 사람들은 엎드려 허리를 세우는 동작이 편하게 느껴질 것이다. 따라서 그런 사람들은 바르게 누워서 하는 동작들을 우선하여 허리의 안정성을 확보해야 한다. 반대로 요추의 커브가 없는 사람들은 허리를 세우는 동작들이 롤 다운, 롤 업보다 어려울 수 있다. 그런 사람들은 우선 엎드려 상체 들기 동작을 충분히 하고 나서 윗몸 일으키기 운동을 해야 한다.

운동을 할 때 내가 잘하는 동작만 연습하면 신나게 운동했다는 기분은 들지만 오히려 몸의 균형이 깨질 수 있다. 내가 잘 안 되고 어려운 동작일수록 신경을 써서 꾸준히 연습하는 것이 바람직하다.

또 하나 주의할 점은 엎드려 상체를 세우는 동작에서 등 근육을 강화하는 운동을 할 때 복부에 힘을 빼고 상체를 들어 올리면 허리 근육이 과하게 수축되어 꺾이게 되므로, 반드시 복부 근육도 같이 사용해야 허리에 부담을 주지 않는다는 것이다.

Part 3-7

척추

척추를 바르게

우리 몸의 세로축의 중심인 척추는 정면에서 봤을 때는 정확히 알파벳 I자 모양, 측면에서 봤을 때는 완만한 S자 모양으로 적당한 굴곡을 유지해야 한다. 이러한 굴곡이 완충 작용을 하여 체중이 주는 충격을 흡수하고 완화해주기 때문에 안전하게 움직일 수가 있는 것이다. 척추가 외부의 원인에 의해 휘는 것을 '척추 변형'이라 하는데 이렇게 되면 몸의 중심이 흐트러지면서 뼈와 디스크(추간판)로 충격이 전달되고 몸의 여러 부위에 부담을 주게 된다. 척추의 신경이 압박되면서 통증이 생길 수 있고. 당장은 아프지 않더라도 시간이 지나면서 통증이 반복되거나 악화되어 치료에 오랜 시간과 비용이 들어갈 수 있다.

척추 측만은 앞에서 봤을 때 좌우로 휘어지는 경우와 옆에서 봤을 때 커브에 변형이 오는 두 가지 경우로 나눌 수 있다. 좌우로 틀어지는 경우는 주로 사용하는 팔과 손의 방향, 무거운 물건을 한쪽으로 드는 방향

등 더 많이 사용하는 쪽으로 근육이 발달하기 때문에 약간씩 휘어질 수 있다. 이 상태에서 좀 더 진행되면 뒤에서 봤을 때 등의 높낮이가 다르고, 골반의 좌우 높이와 양쪽 어깨의 높이도 달라져 한눈에 비대칭인 것을 확인할 수 있다.

척추의 커브에 변형이 온 경우는 옆에서 봤을 때 허리에서 엉덩이까지 밋밋한 일자허리는 아닌지, 또는 배를 내밀고 있는 자세는 아닌지 살펴보면 좋겠다. 우리 몸은 머리에서 발끝까지 자연스러운 커브로 디자인되어 있다. 들어가 있어야 할 곳은 목, 허리, 무릎 뒤, 발바닥의 아치이고 반대로 나와 있어야 할 곳은 뒤통수와 등, 엉덩이, 발뒤꿈치이다.

우리 몸은 스프링과 같이 부드럽게 움직이는 탄성이 있어야 한다. 스프링이 꼬이면 제 역할을 할 수 없는 것처럼 신체의 정렬이 자리를 벗어나면 틀어진 자세가 자연스럽게 습관이 되어 점차 통증과 부상으로 이어지게 된다. 증명사진을 찍으러 갔을 때 나는 정면을 보고 있는 것 같은데 "고개를 오른쪽으로 돌리세요. 턱을 내리세요!"라는 얘기를 들어본 적이 있을 것이다. 우리 몸의 중심축인 척추가 틀어지면서 머리도 중심을 잡기 위한 보상작용으로 목(경추)의 방향이 휘게 되기 때문이다.

==척추의 좌우 대칭을 교정하고 몸의 정렬을 바르게 유지하는 간단한 방법 중 하나는 자신의 주로 쓰는 반대쪽 신체를 사용하는 것이다.== 가방을 메는 방향, 휴대폰은 잡는 손, 오른손잡이는 왼손을 의도적으로 좀 더 쓴다거나 평소 자신이 자주 취하는 자세나 방향의 반대쪽 자세를 취하도록 의식적으로 노력하는 것이다. 측만의 정도에 따라 근력운동과

스트레칭을 하는 것도 도움이 되지만 일반적인 운동만으로는 교정이 어려운 경우 측만에 맞는 운동처방이 반드시 필요하다.

　바르지 못한 자세와 생활습관이 척추의 변형을 일으킨다. 따라서 몸의 정렬을 인지하고 바른 자세를 유지하려는 습관을 들이는 것이 중요하다. 평소 몸을 똑바로 세워 발바닥을 기준으로 척추의 축에 집중해서 위로 끌어 올리듯이 몸을 쓰는 것이 도움이 된다.

겉근육보다 속근육부터

멋진 몸을 만들기 위해 근육을 키우는 사람, 건강을 위해 근력강화를 하려는 사람들이 많다. 하지만 이두박근, 삼두근, 초콜릿 복근보다 우리 몸에 중요한 '자세유지근'에 대해 아는 사람들은 많지 않다. 자세유지근이란 중력에 대항하여 내 몸을 바로 세우도록 도와주는 근육으로 '항중력근'이라고도 하며, 척추 뼈와 가장 가깝게 몸속 깊은 곳에 위치하는 근육들의 총칭이다. 자세유지근은 크기가 작고 자체의 힘은 큰 근육에 비해 약하지만, 섬세한 움직임이 가능하고 좀처럼 지치지 않는다.

우리가 일상생활에서 어떤 일을 할 때, 예를 들어 무거운 물건을 든다든지 할 때 언뜻 보기에는 팔, 다리나 허리 등 겉으로 드러나는 근육만 일을 하는 것처럼 보이지만, 실은 몸 더욱 깊은 안쪽에서 무거운 물건을 들어 올리면서도 자세를 유지할 수 있게 수많은 자세유지근들이 척추와 긴밀히 상호작용하며 힘을 발휘하고 있다. 이런 근육들은 겉보기에 특별한 일을 하고 있지 않을 때도 중력에 대항해 우리 몸의 자세를 유지하기 위해 끊임없이 일하고 있다. 따라서 자세유지근이 제 기능을 잘 감당하지 못하면 주변의 근육과 관절에 과부하가 걸려 별일이 없어도 온몸이 뻐근하고 아프게 된다.

자세유지근은 숨어 있다 보니 그 중요성에 비해 별로 관심을 받지 못하고 방치된 결과 기능이 약해져 있는 경우들이 많다. 운동을 거의 안 하는 사람은 그렇다 치고 나름 건강을 위해서 또는 취미로 운동을 즐기는 사람들도 마찬가지이다. 어떤 운동이든 제대로 하면 내 몸의 가동 범위가 나아지면서 몸 상태가 좋아지고 편안해져야 하는데, 오히려 좋아하는 운동을 하면서 몸에 통증과 부상으로 고생하는 경우가 있다. 그 이유를 보면 주로 사용하는 근육과 큰 힘을 쓰는 근육만 반복적으로 사용했기 때문이다. 직업적인 운동선수라면 어쩔 수 없지만 건강 또는 취미를 위해 운동하면서 통증과 부상을 반복하는 것은 올바른 패턴이 아니다.

척추는 짧은 뼈 여러 개가 길게 이어져 여러 방향으로 움직일 수 있도록 설계되어 있다. 열차가 꼬불꼬불한 레일 위를 달릴 때 각 차 칸이 따로 또 같이 움직이는 모습을 상상해보자. 척추도 그렇게 분절과 안정성을 유지하며 자유자재로 움직일 수 있어야 하지만, 척추 주변의 근육이 굳어져 있거나 약해져 있으면 가동 범위가 줄어들고 자칫하면 마치 열차가 탈선하는 것처럼 삐끗하여 디스크나 근육 부상이 올 수 있다. '빡세게' 또는 '폼나게' 운동을 했다는 만족감만 즐기다 건강을 해치기 전에 겉근육보다 중요한 속근육부터 단련하는 운동을 해야 한다. <u>자세유지근은 가벼운 저항으로 약간의 불안정한 상태에서 미세한 컨트롤을 할 때 가장 활성화된다.</u> 필라테스에는 자세유지근을 강화하고 척추의 움직임을 유연하게 만드는 데 도움이 되는 동작들이 많다.

척추 운동 1 데드버그

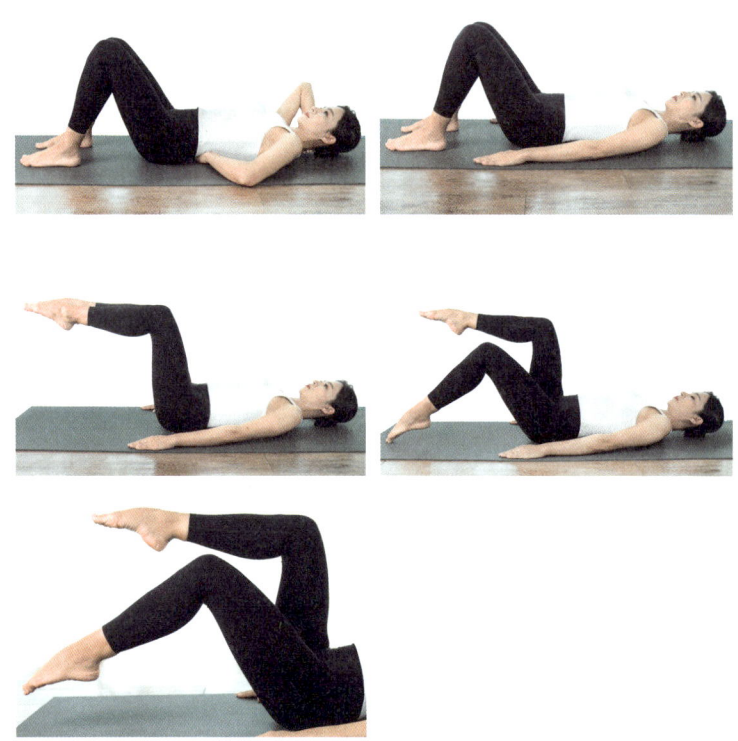

 매트 필라테스의 기본 중의 기본 동작이지만 정확하게 동작을 하기가 쉽지 않다. 우선 상체 정렬이 안정적으로 유지되는 상태에서 하지의 움직임이 일어나야 정확한 척추 정렬을 유지할 수 있다.

운동 방법

- 바르게 누워 손바닥은 바닥으로 향하도록 내리고 두 무릎을 굽혀 세운다.
- 누웠을 때 머리, 등, 골반, 꼬리뼈가 바닥에 닿았는지 확인한다. 목 뒤와 허리 뒤는 손바닥 하나가 들어갈 정도의 공간을 만든다.
- 한쪽 다리를 올려 무릎은 고관절과 90° 각도로 맞추고 들고 있는 다리를 내렸다가 제자리로 돌아오는 동작을 반복한다.
- 다리를 움직여도 상체가 흔들리지 않도록 하고 턱이 들려도 안 된다.
- 오른쪽 다리 10회, 왼쪽 다리 10회를 한 뒤 두 다리를 올려 번갈아가며 반복한다.
- 호흡은 다리를 내릴 때 내쉰다.

주의사항

- 다리를 많이 내리려 하다 보면 등이 바닥에서 떨어질 수 있는데, 등이 바닥에 잘 붙어 있을 정도로만 다리를 움직여야 한다. 이 동작은 상체 정렬, 즉 척추의 정렬이 포인트이다. 척추 정렬을 제대로 유지하며 움직여야 척추와 고관절의 운동 효과를 볼 수 있다. 코어의 힘까지 덤으로 따라오는 일석삼조의 동작이다.

내 키가 줄어든다?!

건강검진을 할 때 제일 먼저 키와 몸무게를 잰다. 나이가 들수록 슬프지만 몸무게는 늘어나는데 키는 줄어들어 있다. 누구나 나이가 들면 키가 줄어든다고 하지만 여기에는 자연스러운 노화현상 이상의 이유도 있다. 잘못된 자세와 생활습관으로 인해 뼈와 근육의 밸런스가 무너지고, 척추가 중력과 체중의 부하를 받아 눌리고 틀어지면서 키가 줄어드는 것이다. 이러한 문제를 해결하고 예방할 수 있는 방법이 있다. 가장 중요한 것은 올바른 호흡과 척추의 신장(伸長)이다.

필라테스 용어 중 '일롱게이션(elongation: 늘리다, 伸長)이라는 단어가 있다. 모든 동작에서 머리에서 발끝까지 위아래로 신체를 길게 늘린다는 느낌으로 동작하도록 지도하는 것이다. 이때 놓치지 말아야 할 것은 역시 정렬이다. 바른 자세에서 척추 사이의 공간을 벌리듯 몸을 최대한 늘임으로써 척추 사이의 압박을 줄이고 근육을 스트레칭하는 것이다. 누적된 생활습관이 한순간에 바뀔 수는 없기 때문에 지속적인 운동이 필요하다. 당장은 경직되고 짧아져 있는 근육을 움직이느라 힘만 들고 정확한 느낌이 오지 않겠지만, 누구나 꾸준히 연습하면 척추를 본연의 이상적인 모양으로 되돌릴 수 있다.

의자에 앉은 상태에서도 충분히 '일롱게이션'을 할 수 있기 때문에 앉아서 보내는 시간이 많은 사람도 틈틈이 습관을 들여 보면 좋겠다. 마찬가지로 기지개 켜기를 수시로 하기를 권한다. 몸을 펴고 늘리는 기본

스트레칭으로 가장 쉽게 할 수 있는 동작이다. 신체를 위아래로 늘려주는 것만으로도 뭉친 근육이 풀리고 키가 줄어드는 것을 예방하는 효과가 있다.

척추 운동 2 | 서서 일롱게이션 / 앉아서 일롱게이션

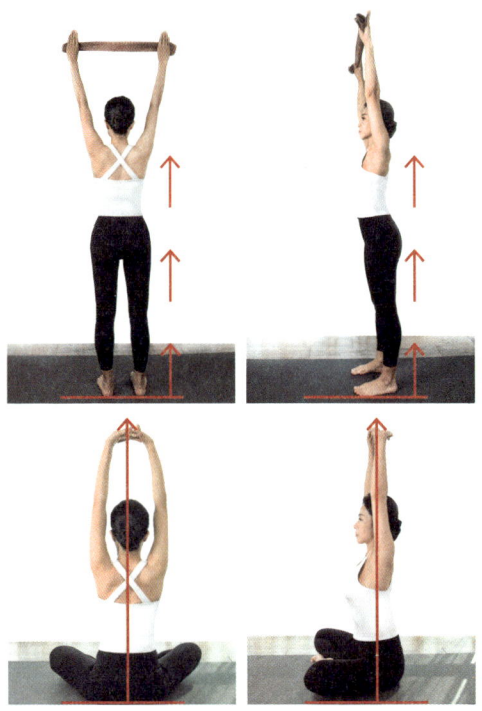

운동 방법

- 바르게 앉아/서서 발은 바닥을 힘 있게 누른다.
- 두 손은 깍지를 끼워 기지개를 켜듯 척추를 위로 길게 끌어 올린다. 방향은 정확히 천장을 수직으로 향하도록 한다.
- 호흡은 몸을 길게 늘일 때 내쉰다.

Part 3-8

팔, 어깨

어깨 펴? 가슴 펴?

　잘못된 자세로 인한 체형의 변화 중 가장 흔히 눈에 띄는 것이 굽은 등과 말린 어깨이다. '꼬부랑 할머니'라는 말처럼 나이가 들어 근육의 힘이 빠지고 척추가 굽어지면서 오는 변형이 아니라 요즘은 어린아이부터 젊은이들에게도 이런 현상이 흔하다. 학생이나 직장인이나 일할 때도 놀 때도 몸을 구부려 무언가를 보는 자세를 취하는 시간이 길기 때문일 것이다. 어깨가 구부정한 것은 눈에도 잘 띄고 뻐근한 통증도 금방 느껴지기 때문에 나름 개선해보려고 노력하는 경우가 많다. 그런데 오히려 어깨와 가슴을 쫙 편다고 하는 것이 과하게 상체가 뒤집어진 잘못된 자세가 되기 쉽다. 이런 자세는 흉곽이 앞으로 밀려 또 다른 틀어짐을 유발하고 척추에 무리를 주게 된다. 어깨와 팔의 구조와 움직임을 잘 이해하지 못했기 때문에 일어나는 일이다.

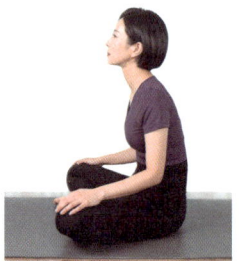

상체가 굽은 자세

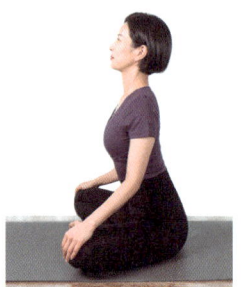

상체가 앞으로 밀린 자세

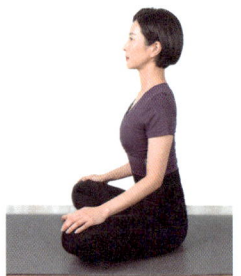

바른 자세

어깨와 팔의 구조에 대해 살펴보자. 어깨 관절은 견갑골에 붙어 있다. 견갑골은 우리 등 양쪽에 날개처럼 드러나는 뼈이다. 어깨 관절은 우리 몸의 그 어떤 관절보다도 가동 범위가 넓어 360도 회전이 가능하다. 또 어깨와 붙은 견갑골은 올리고(거상), 내리고(하강), 모으고(내전/후인), 벌리고(외전/전인), 위로 회전(상방회전), 아래로 회전(하방회전)하는 6가지 움직임이 가능하다. 이 중 다른 관절에서는 보기 힘든 하나의 특별한 기능이 어깨통증과 연결되어 우리를 괴롭히는 경우가 많다. 바로 '거상(올리는)' 기능이다.

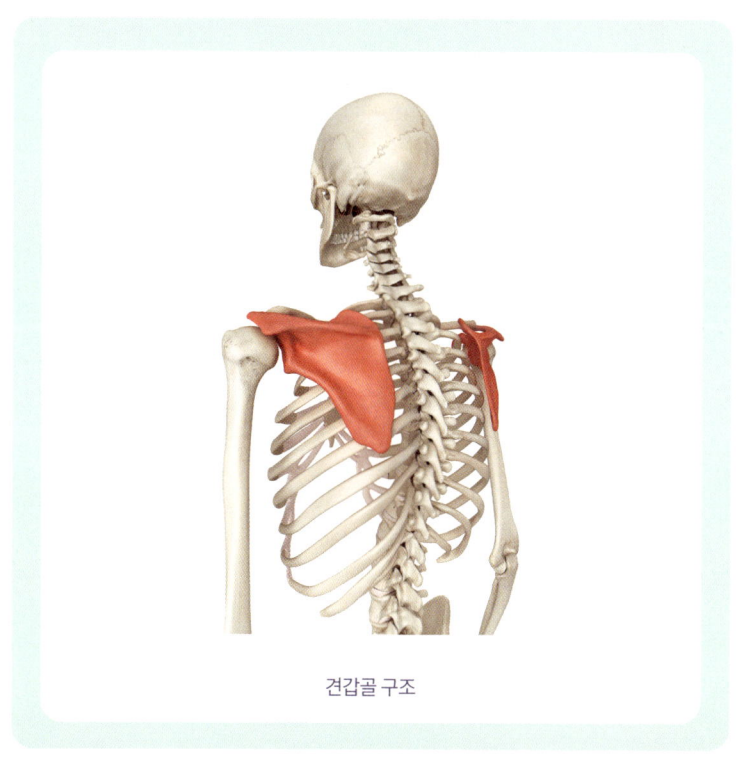

견갑골 구조

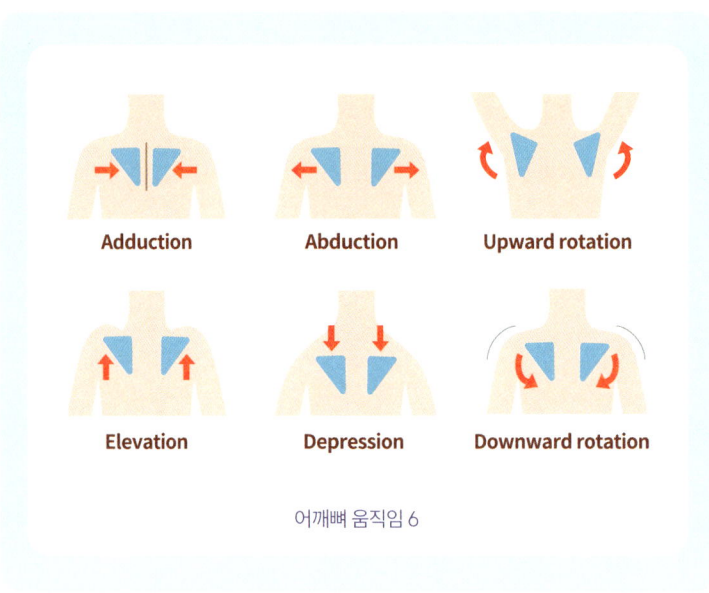

어깨뼈 움직임 6

　우리가 깜짝 놀랄 때 자동으로 어깨가 올라간다. 긴장을 하거나 날씨가 추워도 그렇다. 휴대폰을 하거나 요리, 청소 등 집안일을 하거나 가방을 메거나 등등 일상생활의 많은 움직임에서 저도 모르게 어깨가 올라가 있는 시간이 길다 보니 어깨 근육이 뭉치기 쉽다. 그러다 보니 어깨와 연결된 목, 등까지 만성통증으로 이어지게 되는 것이다. 어깨가 뭉칠 때 가슴만 쫙 편다고 해결할 수 없는 이유가 그것이다.

　팔이 잘 올라가지 않는 사람이 팔 근육을 스트레칭한다고 문제가 해결되지 않는다. 팔을 움직이려면 견갑골을 회전시켜야 하는데 등 근육이 굳어서 견갑골이 움직이지 못하도록 잡고 있는 경우가 많다. 견갑골 주변 근육을 풀어주고 굽은 등 펴기에 효과적인 동작을 하나 소개한다.

팔·어깨 운동 1 | 목침으로 견갑골 주변 근육 풀기

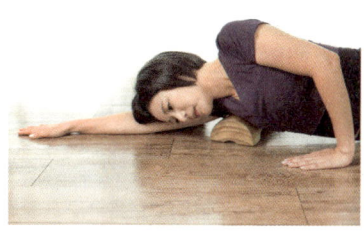 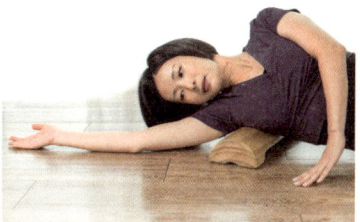

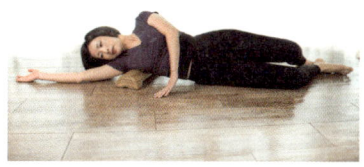

어깨를 풀어내는 이완운동은 여러 가지가 있지만 견갑골의 사이사이를 모두 풀어내기란 쉽지 않다. 등과 어깨와 연결되어 있는 견갑골 주변을 목침으로 이완하여 편안한 목, 어깨근육을 만들 수 있다. 나무로 제작한 마사지용 목침 (또는 경침)은 인터넷에서 쉽게 구입할 수 있다.

운동 방법

- 옆으로 누워 목침을 겨드랑이에 받치고 팔은 귀 옆으로 편다. 다리는 자연스럽게 굽힌다.
- 몸을 앞, 뒤로 움직인다. 몸을 앞으로 기울였을 때는 가슴 앞쪽의 근육을 풀고, 뒤로 누웠을 때는 견갑골을 포함한 등 근육을 풀어낸다.

- 목침을 댔을 때 근육이 눌려 불편할 수도 있다. 몸이 느끼는 자극의 정도를 조절하되 처음부터 무리해서 움직이지 않도록 해야 한다.
- 이완 운동을 할 때에는 최대한 몸에 힘을 들어가지 않도록 움직여야 도움이 된다. 그러나 뭉쳐서 굳은 근육은 이완할 때 아프기 때문에 힘을 뺀다는 것은 어려울 수 있다. 매일 조금씩 시간을 늘려가며 이완 운동을 해보자.

> 팔·어깨 운동 2 **폼롤러를 이용한 어깨 운동**

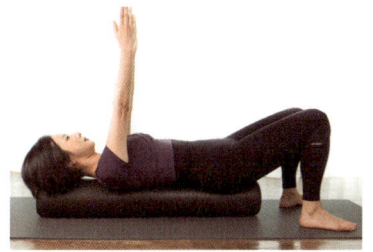
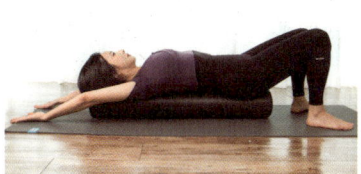
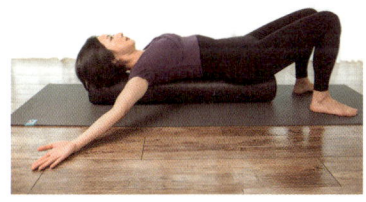

가슴 앞 근육이 수축되어 있거나 굽은 등으로 어깨가 말려 있는 경우에는 폼롤러나 목침을 이용하는 것이 효과적이다. 두 도구가 없는 경우에는 2리터 페트병에 수건을 말아 사용할 수 있다.

운동 방법

- 폼롤러 위에 누워 가슴 앞에서 두 손을 모아 원을 그리듯 팔 돌리기를 한다. 어깨의 가동 범위에 따라서 원의 크기를 점점 늘리도록 한다.
- 가장 근육이 당기고 불편한 자리에서 팔을 잠시 멈춘 뒤 기다렸다가 천천히 내린다.
- 10회 반복한다.
- 호흡은 숨을 크게 마시고 내쉴 때 팔을 돌린다.

팔·어깨 운동 3) 누워서 팔 돌리기

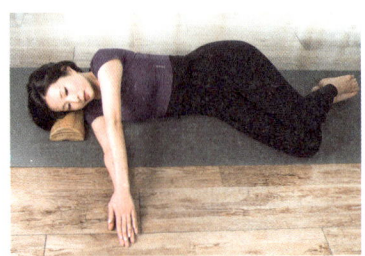

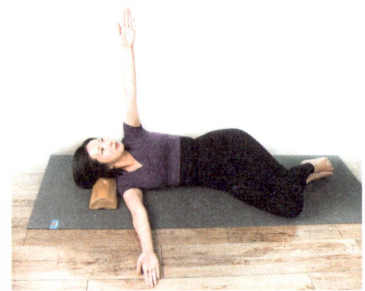
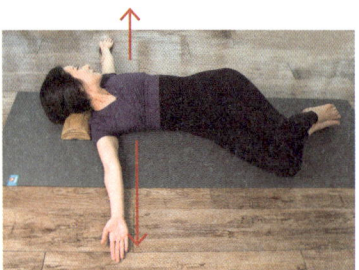

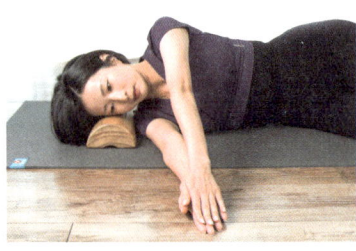

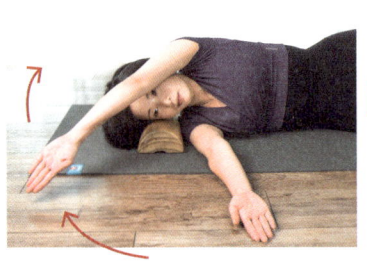
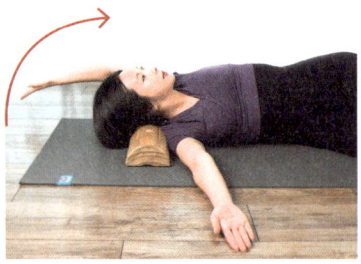

운동 방법

- 목침이나 블록을 머리에 베고 옆으로 누워 다리는 90도로 굽히고 두 팔은 앞으로 뻗어 포갠다.
- 다리와 골반은 고정하고 한 팔을 뒤로 뻗어 수축된 가슴, 팔 근육과 등을 풀어낸다. 뒤로 뻗은 팔의 손등이 바닥에 닿을 수 있도록 한다.
- 5~10회 반복한다.

다음은 움직이는 팔로 큰 원을 그리듯 머리 위로 올렸다가 뒤로 뻗어 내리며 어깨의 가동 범위를 증가시킨다.

운동 방법

- 팔을 돌릴 때는 가능하면 손등은 바닥면과 가깝게 돌린다. 이때 어깨가 불편한 경우 팔꿈치를 굽힌 채 어깨만 돌리듯 천천히 동작을 진행한다. 뭉친 어깨 근육의 이완과 통증 완화에 도움을 받을 수 있다.
- 호흡은 각자의 편안한 자연호흡으로 이어간다. 아프다고 숨을 참으면 안 된다.

주의사항

- 두 다리와 골반은 뻗는 팔의 방향으로 따라가지 않도록 고정하고 상체만 사선으로 스트레칭 되도록 길게 뻗도록 한다.

오십견 아닌 삼십견?

흔히 '오십견'이라 부르는 증상이 있다. 어깨가 굳는다 해서 '동결견(凍結肩)'으로도 부르는데, 어깨 관절을 감싸고 있는 관절낭이란 곳에 염증이 발생하는 현상으로 정식 진단명은 '유착 관절낭염'이다. 또는 '석회성 건염'도 오십견으로 부르기도 한다. 원인은 달라도 공통적으로 어깨에 심한 통증이 발생하고 팔을 움직이기 힘들어져, 머리를 감거나 물건을 꺼내는 등의 일상생활조차 어려워지기도 한다. 50세 즈음에 자주 발병하여 오십견이라 부르지만 30대부터 70대까지 다양한 연령층에서 생길 수 있다.

오십견에는 특별한 원인이 없으며 1~2년 안에 자연 치유되는 경우가 많으나 더 오래가기도 하고, 언젠가는 낫는다 해도 그동안 통증과 불편이 이만저만이 아니므로 증상을 빨리 완화하기 위해 노력해야 한다. 병원에서 약물치료나 물리치료를 받는 것도 도움이 되지만, 유착된 관절낭이 제자리를 찾아 가동 범위가 정상화되도록 아파도 꾸준히 스트레칭 운동을 하는 것이 근본적인 해결책이다. 또 아프다고 가만히 있으면 염증이 낫고 나서도 어깨가 굳어 버려서 가동 범위가 확 줄어들게 된다. 오십견 예방을 위해서도 어깨가 뭉치지 않도록 유연하게 유지하는 것이 중요하다.

오십견 등의 증상으로 어깨가 아프고 굳어 있을 때 할 수 있는 운동들을 소개한다. 운동을 진행할 때 주의할 점은 항상 몸에 힘을 빼고, 천천히 움직이고, 통증 없이 할 수 있는 범위까지만 해야 한다. 무리하지 말고 일주일에 한 동작씩만 진행하며 통증이 나아지는지, 가동 범위가 늘어나는지 체크한다. 이후 다른 동작을 하나씩 추가해간다.

| 팔·어깨 운동 3 | ## 진자(振子) 운동

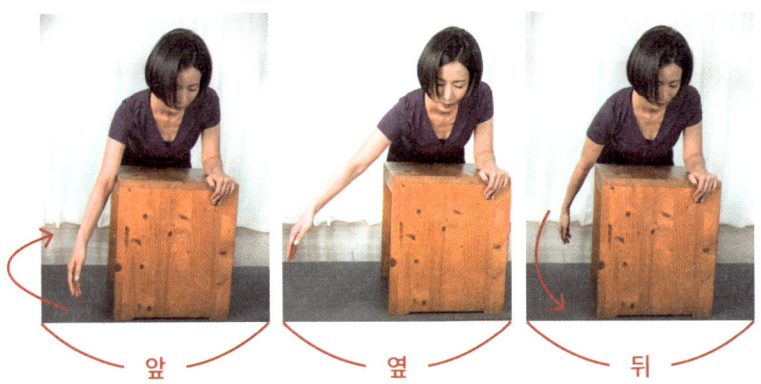

운동 방법

- 아프지 않은 팔로 테이블을 짚고, 아픈 팔을 축 늘어뜨린다.
- 늘어진 팔이 중력에 의해 마치 진자처럼 몸을 따라 자연스럽게 원을 그리듯이 팔을 움직인다.
- 원 크기는 처음엔 농구공만 한 크기로 시작해서 조금씩 크게 움직여본다.
- 10번 돌리고 상체를 세운 후 다시 반복한다.

팔·어깨 운동 3 — 테이블 암 슬라이드(Table-top Arm slide)

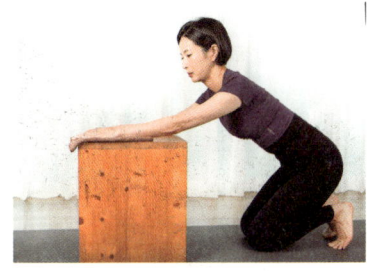
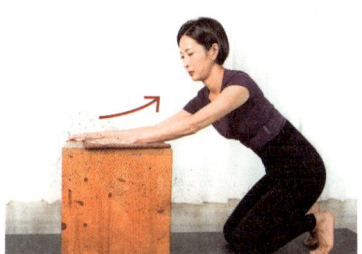
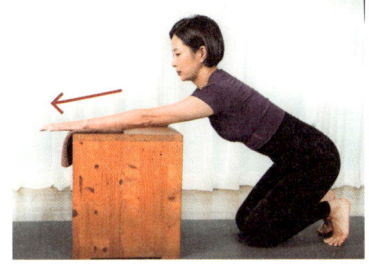

운동 방법

- 아픈 쪽 팔을 테이블 위에 올려놓는다.

- 상체를 천천히 앞으로 기울이면서 팔이 앞으로 나갈 수 있게 한다.

- 손 밑에 수건을 깔고 동작하면 더 쉽게 진행할 수 있다.

- 10번 반복한다. 통증이 있다면 줄여서 해도 된다.

주의사항

- 통증이 있다면 팔을 뻗는 가동 범위를 줄인 후 서서히 뻗어 본다.

팔·어깨 운동 4   **누워서 하는 외회전 운동**(supine external rotation)

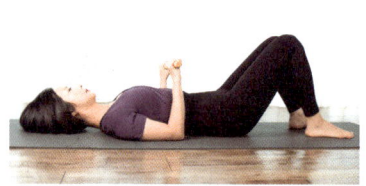
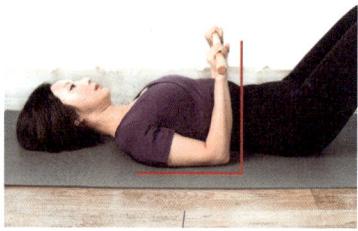
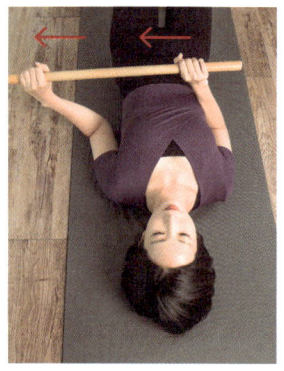

운동 방법

- 바르게 누워 무릎을 세운다.
- 팔꿈치 각도가 90°가 되도록 막대를 잡고 팔꿈치는 몸통 옆에 붙인다.
- 아픈 팔에 힘을 뺀 상태로 아프지 않은 팔로 막대를 왼쪽으로 민다. 이렇게 되면 아픈 팔이 내 몸에서 멀어지며 저절로 외회전되게 된다.
- 팔꿈치는 벌어지지 않게 몸통 옆에 붙인 상태를 유지한다.
- 10회 반복한다.

Part 3-9

목, 머리

만성피로의 주범, 목이 아파요

목 뒤 통증(뻐근함, 뻣뻣함)은 현대인들에게 가장 흔한 증상이며 만성피로의 주된 원인이기도 하다. 눈, 코, 입은 얼굴의 앞면에 있고 모든 움직임이 눈의 방향으로 향하게 되어 있기 때문에 목의 움직임은 앞쪽으로 치우칠 수밖에 없다. 특히 요즘은 스마트폰 때문에 잠시의 쉬는 시간도 고개를 숙인 채 보내는 경우가 많아 목의 부담이 더욱 심해졌다. 경추(목뼈)는 C자의 곡선으로 7개의 뼈가 이어져 있다. 컴퓨터나 휴대폰을 만질 때 정면 시야보다 낮게 바라보는 자세는 목의 C자 만곡을 없애고 경추가 1자로 변형되어 '일자목'에 가까워진다.

사람의 머리는 생각보다 무겁다. 체중의 약 7%라고 하니 체중이 50kg인 사람의 머리는 약 3.5kg이다. 일반적인 성인의 머리 무게는 4.5~6kg 정도라고 한다. 커다란 수박 한 덩이 무게니까 꽤 무겁다. 이 무게를 경추와 목 근육이 종일 떠받치고 있는 것이다. 그나마 몸을 바르게 수직으로 세우고 있을 때가 가장 무게 부담이 덜하고, 고개를 앞으로 숙이면 숙일수록 물리학적으로 머리를 받치기 위해 목이 부담해야 하는 무게가 늘어난다. 목을 바로 세웠을 때 머리가 4.5~5.5kg인 경우 고개를 30도 굽히면 목에 가해지는 하중이 18.1kg, 60도 굽히면 무려 27.2kg나 된다.

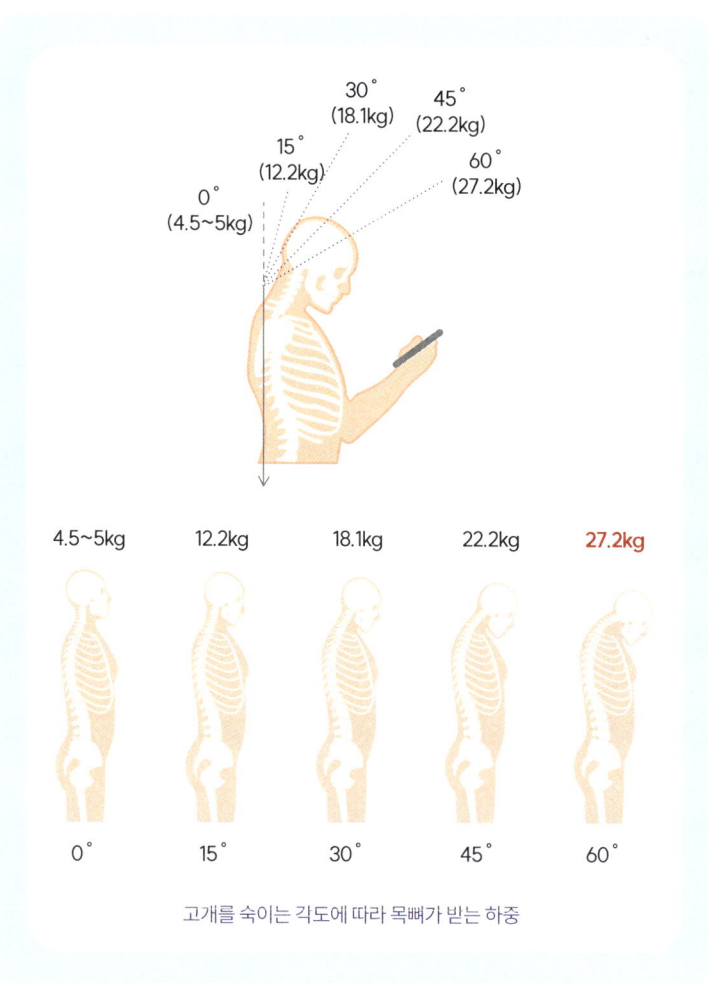

고개를 숙이는 각도에 따라 목뼈가 받는 하중

잘못된 자세로 목이 굽으면 굽을수록 무거운 하중을 감당해야 하고, 그러면 목은 더 굽을 수밖에 없다. 또한 목이 굽으면 경추의 커브가 사라지며 1자가 되는데 그러면 부담이 더해진다. 발바닥의 아치가 완충작용을 하는 것처럼 경추의 커브가 완충작용을 하고 있기 때문이다. 이런 상태가 계속되면 상체보다 얼굴이 앞으로 쑥 나와 있는 '거북목' 상태로 고착된다.

거북목이 되면 목 주변 근육과 인대가 경직되고 긴장된다. 게다가 우리 몸에서 가장 복잡하게 기능하고 많은 에너지를 쓰는 뇌와 연결된 목 근육 사이로는 엄청나게 많은 혈관과 신경이 지나간다. 따라서 틀어진 관절과 굳어진 근육이 혈관과 신경을 누르면서 목과 머리에 통증이 생긴다. 단순한 근육통이 아니라 경추신경이 눌려 발생하는 목 통증과 두통은 방치하면 팔이 저리기도 하고, 만성적인 통증으로 이어질 수 있다.

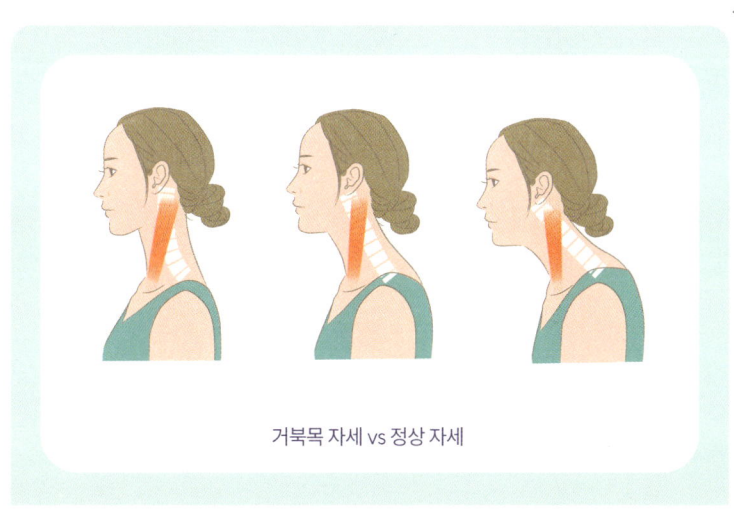

거북목 자세 vs 정상 자세

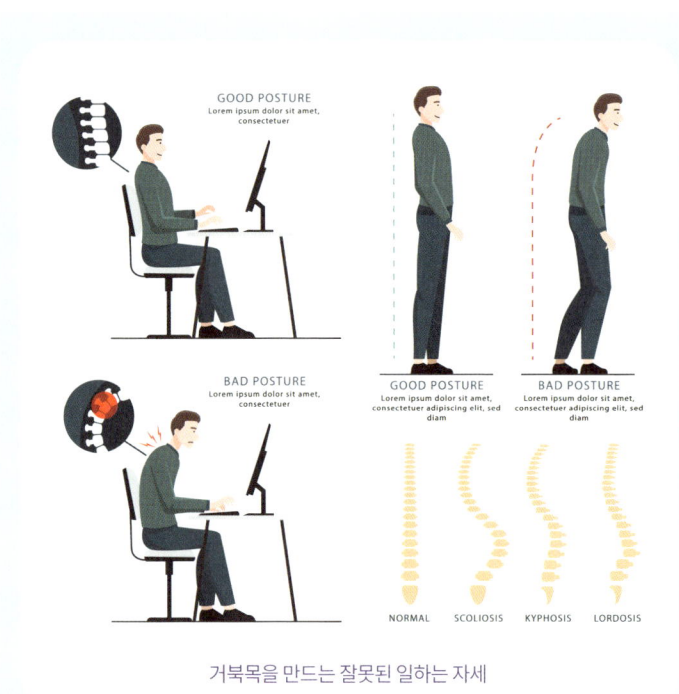

거북목을 만드는 잘못된 일하는 자세

    현대인으로 살면서 목에 좋지 않은 자세를 하지 않을 수는 없지만, 목이 잘못된 자세로 굳어지지 않도록 노력해야 한다. 사실 목의 문제는 척추 전체의 문제이므로 하체 정렬부터 다져야 근본적 해결이 되기는 하지만 일상생활에서 틈틈이 목 근육을 스트레칭하고 마사지하여 관리하는 것도 중요하다.

목·머리 운동 1 앞 목 이완 스트레칭

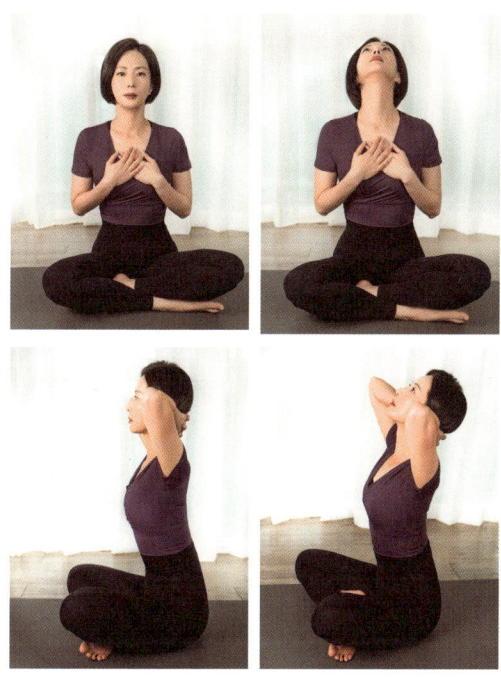

늘 고개를 숙이고 있는 현대인들이 매일 해야 하는 동작이다. 굳어져 있는 경추 기립근을 이완하고 목 뒤 근육의 긴장감을 완화하여 경추의 정상적인 곡선을 만든다.

운동 방법

- 의자나 바닥에 편히 앉아 다리를 모으고 허리는 세운다.
- 두 손을 가슴 위로 올려 포갠 다음 가슴을 아래로 잡아당기며 턱을 들어 올린다.

- 이때 치아와 입은 다물고 코로 숨을 쉰다.
- 10초간 자세를 유지한다.

주의사항
- 목에 디스크 등 질환이 있는 사람은 두 손을 깍지 끼어 목 뒤를 받치고 턱을 들어 올려야 한다. 머리의 무게가 목에 부담을 주지 않도록 안전하게 앞 목을 이완한다.

목·머리 운동 2 　견갑거근 눌러 스트레칭

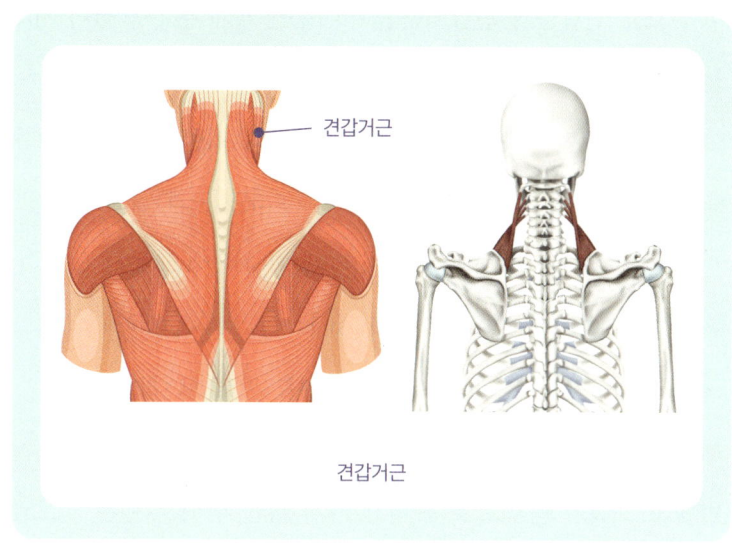

견갑거근

견갑거근

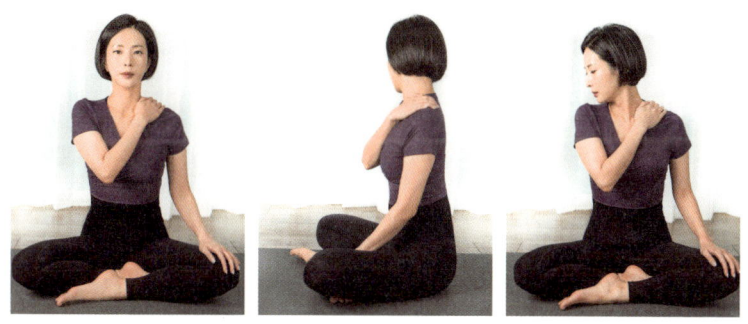

목 주변 근육이 뭉치고 굳어서 뻣뻣하게 목이 잘 움직여지지 않거나 두통이 있다면 견갑거근을 풀어야 한다. 고개를 좌우로 돌리기 힘든 경우 효과적인 스트레칭이다.

운동 방법

- 한 손으로 견갑골과 견갑거근을 이어주는 경계 부분을 잡아 지그시 눌러 고정해 준다.
- 고개를 돌려 턱은 누른 견갑거근의 반대쪽 쇄골에 닿도록 고개를 숙여준다.
- 견갑거근을 누른 채 이완되는 느낌에 집중해서 고개를 천천히 좌우, 상하로 움직인다.
- 고개를 돌리면서 호흡을 크게 코로 마시고 입으로 내뱉는다.
- 위의 동작을 5회씩 반복한다.
- 반대쪽도 같은 방법으로 무리가 가지 않는 범위 내에서 스트레칭 한다.

뒷골이 당긴다?

바쁘고 힘든 일상 속에서 만성적 두통에 시달리는 사람들이 많다. 우리가 스트레스를 받을 때 '뒷골이 당긴다', '뒷목이 뻐근하다'는 표현을 자주 한다. 그런데 실제로 많은 두통이 뒷골 즉 후두하근이 뭉치는 데서 비롯된다. 후두하근은 목 뒤의 머리카락이 끝나는 지점에서 머리를 받쳐주는 근육인데 고개를 들면 안쪽으로 쏙 들어가는 것이 정상이다. 그런데 이 부분을 만져보면 쏙 들어가지 않고 딱딱하게 굳어 있는 사람들이 많다. 그 부분을 지적하면 "뼈니까 원래 딱딱한 거 아니에요?"라며 전혀 생각지도 못했다는 반응이 대부분일 정도로 많은 이들이 잘 모르고 있다.

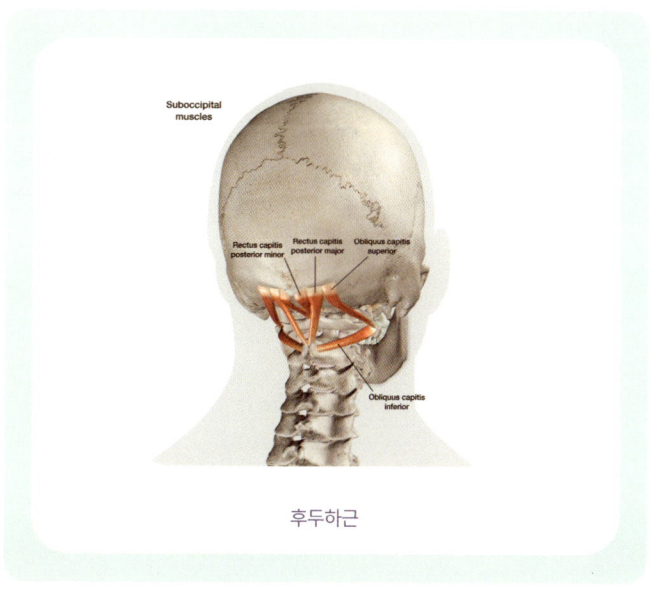

후두하근

물론 두통의 원인은 여러 가지가 있다. 그러나 스트레스나 피로, 긴장으로 인한 두통은 목 뒤 근육이 경직되며 경추신경을 눌러서 생기는 경우가 많기 때문에 진통제나 근육이완제로만 버틸 것이 아니라 꼭 목 뒤 스트레칭을 함께 하는 것이 좋다. <mark>평소 후두하근을 말랑말랑하게 풀어두면 힘들 때 두통이 오는 일이 훨씬 덜하다.</mark>

　내 경험에 의하면 후두하근 스트레칭은 그 어떤 방법보다 마사지용 나무 목침으로 풀어주는 것이 효과적이다.

| 목·머리 운동 3 | **경침으로 목 뒤, 뒤통수 풀어주기**

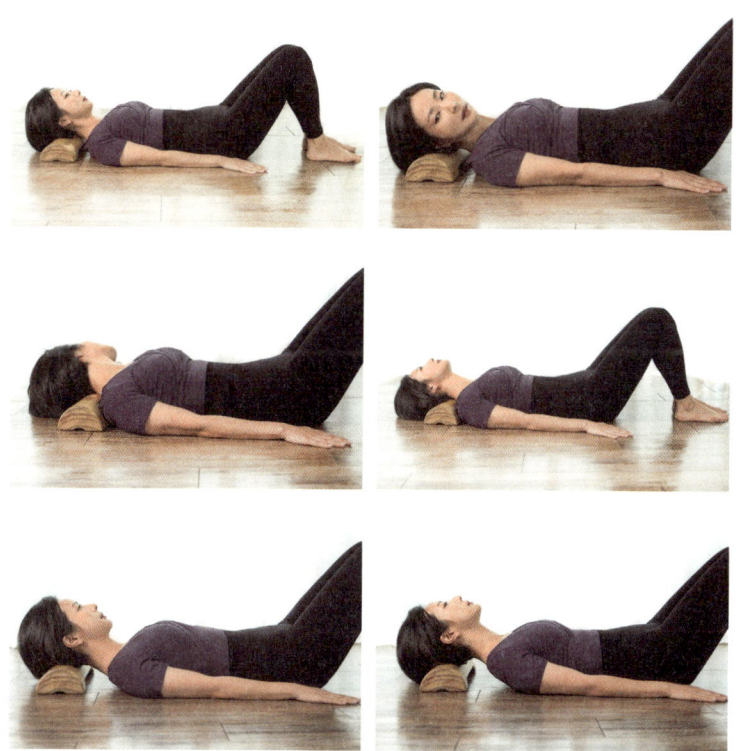

운동 방법

- 바르게 목을 베고 누워 머리의 무게가 목침을 지그시 누르도록 한다.
- 편하게 호흡하면서 머리를 천천히 좌우로 돌려 근육이 눌리도록 하여 풀어준다.
- 목침의 위치를 위아래로 옮기며 목 뒤와 뒷머리의 구석구석을 풀어준다.

- 특히 아픈 부위가 있다면 더 신경 써서 시원한 느낌이 들 때까지 풀어준다.
- 5~10분씩 매일 꾸준히 하는 것이 좋다.

주의사항

- 취침 전 지압 운동은 편안한 수면에 도움이 된다. 다만 목침을 베고 잠을 자는 것은 금물이다. 지나치게 강한 눌림으로 혈 자리를 자극하지 않도록 한다.

Tip

- 위와 같이 지압을 했을 때 아픈 느낌이 강하게 온다는 것은 근육이 심하게 뭉쳐 있고 굳어 있다는 의미이다. 한동안은 아플 수 있으나 동작을 반복하면서 근육이 이완되면서 서서히 통증이 줄어들고 시원해진다. 잠깐의 이완운동으로 겉 근육만 풀어내는 것으로는 자세 교정과 운동에 한계가 있다. 지압을 통해 깊숙한 심부근육까지 풀어주는 것이 좋다.

거북목 교정하기

거북목이 일단 고착화되고 나면 스트레칭만으로는 교정되지 않는다. 물론 마사지의 효과로 잠시 시원할 수는 있다. 하지만 만성적인 거북목이 되었다면 어깨와 등 근육까지 불균형이 생겼다는 뜻이므로 등부터 이완해야 한다. 목이 앞으로 빠져 있다면 등도 같이 굽어있는 것이므로 목, 어깨와 이어진 등 근육인 '능형근'이 굳어 있을 것이다. 능형근을 잘 관리한다면 목, 어깨의 통증까지 해소할 수 있다. 이 부분을 이완하기 위해서 땅콩처럼 두 알이 연결된 마사지볼을 이용하면 좋다.

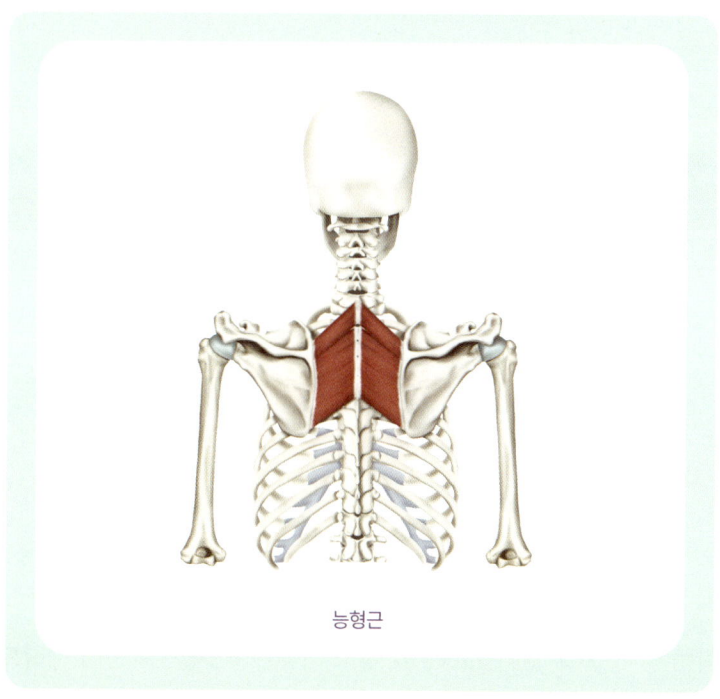

능형근

목·머리 운동 4 **땅콩볼로 능형근 풀어주기**

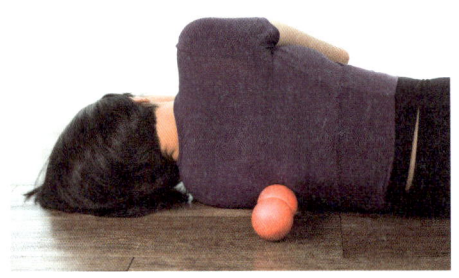

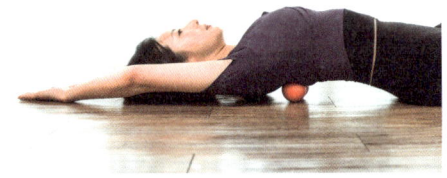

<u>운동 방법</u>

- 바르게 누워 땅콩볼을 견갑골 사이에 놓고 능형근이 있는 위치에서 경추까지 풀어낸다.
- 척추뼈가 작기 때문에 아프더라도 촘촘하게 조금씩 공을 이동하고 아픈 자리는 한 번 더 풀어낸다.
- 유독 불편함이 느껴지는 자리는 시간이 걸리더라도 반복해서 풀어낸다.

근본적인 교정을 위해서는 일상에서 목을 바로 세우는 생활습관을 가지는 것이 무엇보다 중요하다. 평소 거울을 볼 때마다 눈이 수평으로 있는지 확인하고 고개를 제자리에 놓는 습관을 들이자. 그리고 과하게 고개를 숙이는 각도를 교정하기 위해 주변 환경의 개선도 필요하다. 다음과 같은 사항들에 유의하자.

목 건강을 지키는 생활습관

- 모니터의 위치를 눈높이와 맞춰 조금 낮게 둔다.

- 책상의 높이는 어깨가 올라가지 않을 정도로 유지한다.

- 의자를 조금 당겨 앉거나 등받이에 척추를 붙여 세워 앉는다.

- 책상에 앉았을 때 턱을 괴거나 한 팔로 기대어 앉지 않는다.

- 턱을 살짝 내려 당겨 넣는 습관을 들인다.

- 경추를 받쳐 주는 베개, 목 각도를 적당히 유지해 주는 베개를 선택하자.

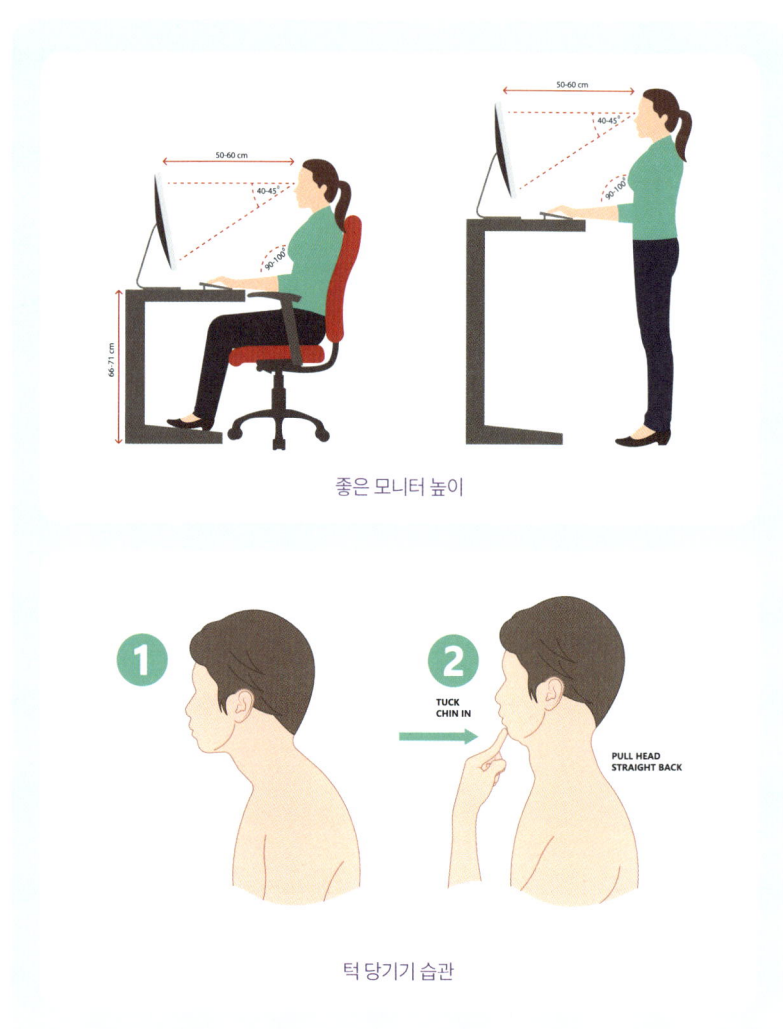

좋은 모니터 높이

턱 당기기 습관

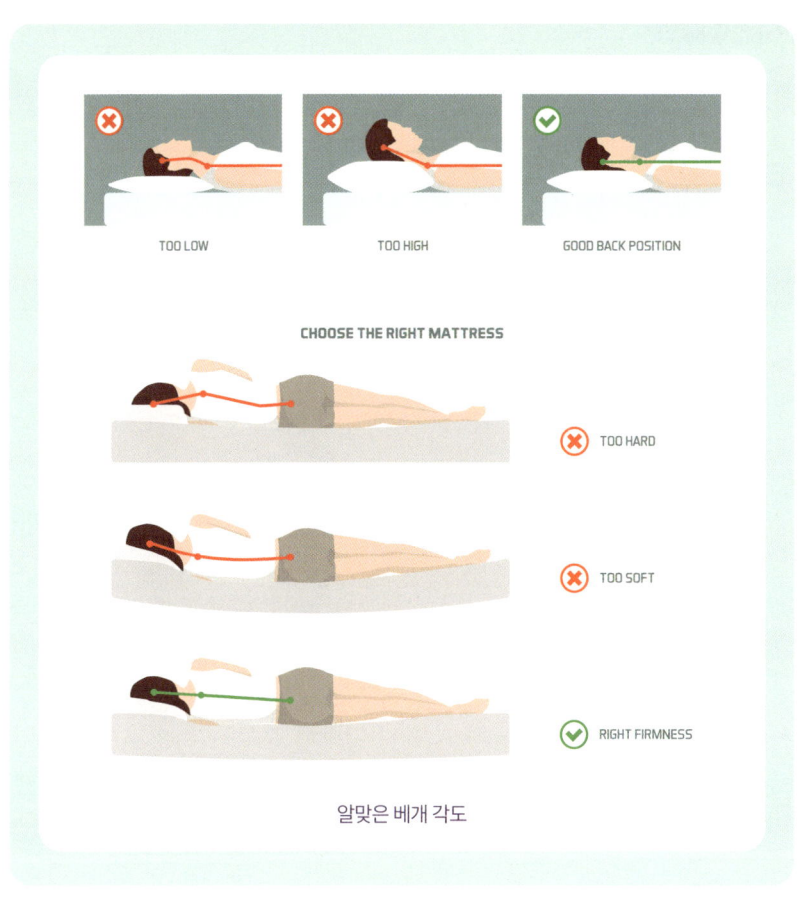

알맞은 베개 각도

part 3. 운동보다 바른 자세가 먼저다!

Part 3-10

실전! 내 자세 점검하기

회원들의 리뷰를 만들어준 솔루션 공개!

바르고 건강한 자세를 만들기 위해서는 우선 현재의 내 자세를 체크하고 자세 개선을 위한 운동까지 이어나가야 한다. 자세가 틀어졌다는 사실은 알지만 무엇을 먼저 해야 할지 막막한 분들을 위한 솔루션이 아래에 있다. 혼자서도 쉽게 따라 할 수 있는 동작들로 건강을 챙겨보자.

자세 체크 전!

- ✓ 여유가 있는 옷보다 타이트한 티셔츠와 레깅스 또는 반바지를 입어야 자세를 확인하기가 좋다.
- ✓ 가능하다면 전신거울이나 발과 다리가 보이는 거울을 활용한다.
- ✓ 스티커를 준비해서 붙여본다.

자세 개선을 위한 체크 방법!

발 체크

1. 색깔 테이프 또는 긴 끈을 바닥에 일직선으로 붙여 기준선을 만든다.
2. 테이프 선을 기준으로 평소 자세대로 편히 서 본다.
3. 발은 고정한 뒤 움직임을 멈추고 고개를 숙여 현재 보이는 발의 불균형을 확인한다.

→ 서 있는 발의 모양이 한쪽으로 틀어져 있거나

→ 한 발이 앞으로 나가 있거나

→ 발의 중심이 내측으로 무너졌거나

→ 평발처럼 아치가 없거나

→ 엄지발톱이 천장을 바라보지 않고 사선으로 기울어져 있거나

→ 양발의 발끝이 바깥쪽으로 벌어진 각도가 크거나

무릎 체크

1. 바닥에 앉아 두 다리를 앞으로 편다.
2. 무릎뼈(슬개골), 발목, 두 번째 발가락의 가운데에 스티커를 붙인다.
3. 자리에서 일어나 기준선 앞에 평소 자세대로 서 본다.
4. 무릎에 붙인 스티커의 방향이 정면을 보고 있는지 무릎 내측 또는

외측을 향해 있는지를 확인한다. 스티커의 방향에 따라 불균형한 다리 각도를 체크할 수 있다.

→ 스티커가 무릎 안쪽을 바라보는 내회전 된 다리
→ 스티커가 무릎 바깥쪽을 바라보는 외회전 된 다리
→ 종아리의 바깥쪽이 유독 튀어나온 다리
→ 한쪽 발목의 꺾임이 보이는 경우

* 무릎뼈(슬개골)의 위치는 앞에 있다. 그러나 보행 및 자세 패턴에 따라 무릎뼈가 향하는 방향이 사람마다 다르고 그에 따른 하체의 불균형을 확인할 수 있다.
* 발과 무릎을 비롯해 몸이 틀어진 것을 발견해도 너무 걱정할 필요는 없다. 습관적인 움직임의 패턴을 당장 바꾸기가 쉽지는 않지만, 지금의 잘못된 몸이 만들어진 세월보다는 교정되는 속도가 훨씬 짧고 빠르다.

자세 개선을 위한 체크 방법

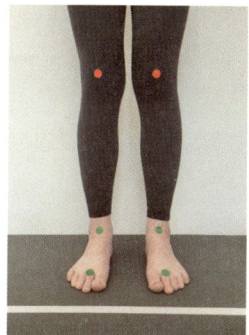

바른 정렬의 다리

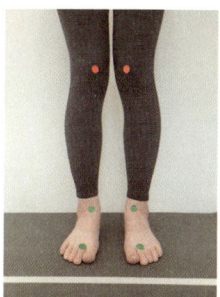

무릎이 내측으로 내회전

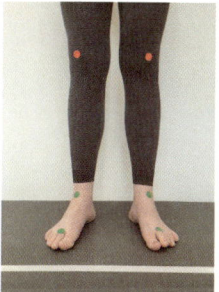

무릎이 외측으로 외회전

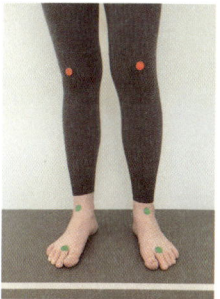

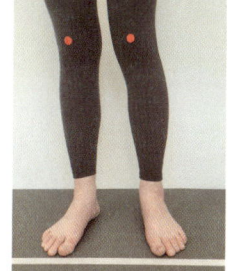

무릎을 굽히거나 한쪽으로 중심이 밀린 다리

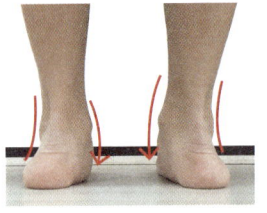 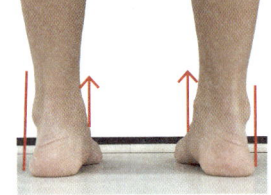

내측으로 무너진 발목 　　　교정 된 발목과 아치

자세 개선을 위한 솔루션 /하체 정렬 편

1. 기준선 앞에 두 발이 바르게 쓴 숫자 11자처럼 바닥을 눌러 정면을 향해 선다.

   발과 발 사이에는 내 발 하나가 들어갈 정도로 벌려서 바르게 맞추어 선다.

2. 무릎에 붙은 스티커가 내측 또는 외측이 아닌 정면을 보도록 다리를 움직여 회전시켜본다.

* 다리를 회전하느라 엉덩이나 다리에 일시적으로 힘이 들어갈 수 있다. 무릎 스티커를 정면으로 보이도록 하체를 회전하는 동작은 곧은 다리 즉, 바른 하체 정렬을 만드는 과정이다.

3. 처음부터 하루 종일 발과 다리를 11자로 만들어 생활하기는 쉽지 않을 것이다.

→ 걸어 다닐 때 발끝의 방향이 앞을 향하도록 숫자 11자를 연상하며 바르게 걷는 연습을 해 본다.
→ 횡단보도에서 신호를 기다릴 때, 대중교통 이용 시 잠시 서 있는 시간을 활용해서 발을 11자 모양으로 만들어 바르게 서는 연습을 하는 것을 추천한다.

* 하체의 정렬은 자세 교정에 있어 가장 간단하고 효과적인 방법이다. 발을 11자 모양으로 바르게 서기만 해도 발과 다리 교정은 물론 상체의 정렬까지 따라오는 교정의 힘이 있다. 바르게 서려고 자세의 패턴을 바꾸면 휜 다리가 일자 다리가 되고 불편했던 발목과 무릎이 점점 편안해질 것이다.
체형 교정과 더불어 관절이 편안해지는 놀라운 효과를 모두 경험해 보기 바란다.

자세 개선을 위한 '솔루션'

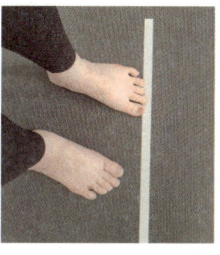
불균형하게 선 정렬 다리

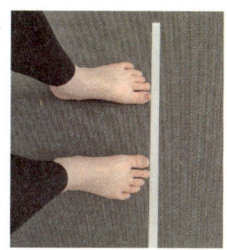
발 11자로 바르게 선 다리

자세 개선을 위한 솔루션 /상체 정렬 편

1. 거울 앞에 서서 두 눈이 수평으로 있는지 확인한다.
2. 턱이 들려있지 않도록 턱을 내린 뒤 살짝 잡아당긴다.
3. 굽은 등, 말린 어깨를 교정하기 위해서 가슴을 앞으로 과하게 내밀지 않는다.
4. 어깨가 굳지 않도록 팔을 의도적으로 위로 뻗어 올리는 움직임을 자주 한다. 만세로 올려 바깥쪽으로 팔 돌리기를 매일 한다.
5. 등이 굽은 채 오래 앉아 있지 말고 척추를 펴서 바르게 앉는 자세를 한다.

* 두 눈이 수평으로 정면을 바라보고 있다는 것은 머리의 중심이 가운데에 있다는 뜻이다. 머리가 한쪽으로 기울어져 있으면 머리의 무게 중심이 기울면서 목 근육을 눌러 어깨, 등까지 불편함이 생긴다. 머리를 항상 가운데에 두는 습관은 목, 어깨의 통증과 만성피로를 해결하는데 큰 도움이 된다.

자세 개선을 위한 솔루션 / 생활교정 편

1. 발과 다리는 숫자 '11자'로 두고 바르게 서기, 걷기
2. 발 운동으로 족저근 강화시키기
3. 운동 시 관절을 과하게 사용하지 말고 움직임이 가능한 만큼 안전하게 움직이기
4. 평소 움직이지 않는 방향으로 의도적으로 움직여 일하지 않는 근육 사용하기. 특히 엎드려 상체를 세우는 동작은 모두에게 필수 동작
5. 수시로 몸 펴기(기지개 켜기)
6. 근육이 뻐근하고 아플 때는 미루지 말고 공이나 목침을 이용하여 이완하기

위와 같이 건강을 위한 회복 운동은 단 5분, 10분 또는 일하는 사이에 충분히 할 수 있다. 건강은 그 누구에게도 보상받을 수 없다는 것을 기억하고 스스로 운동하자. 운동은 눈으로 보고 복잡하게 생각하는 것이 아니다. 내 몸이 바로 움직여야 한다. 그 움직임은 평소 습관으로 이어져 건강이라는 선물로 나에게 주어질 것이다. '운동보다 바른 자세가 먼저'이며 자세 개선을 위한 "솔루션"을 반드시 지켜 건강한 노년을 맞이했으면 좋겠다.

감사의 글

김월영

　책을 쓰는 과정에서 지금까지 만났던 수많은 회원님들이 생각났습니다. 운동 지도자로서의 길이 순탄치만은 않았지만 회원님들이 있었기에 제가 성장할 수 있었고, 그 경험을 통해 지금 나만의 운동법을 정립할 수 있었습니다.

　그동안 제가 부족한 점도 많았지만 수업을 준비하고 지도하는 모든 단계에서 '바른 자세를 바탕으로 바른 움직임을 할 수 있게 도와드려야지', '몸의 불편함으로 운동을 하시는 분들께 내가 아는 모든 지식과 노하우를 동원해서 편안한 몸의 상태가 되도록 도와드려야지.'라는 스스로에 대한 약속만은 한 시도 잊은 적이 없었습니다. 생김새와 성품이 모두 다르듯 몸의 상태와 불균형도 제각각인 모든 분들과의 만남은 늘 고민하고 준비하며 기대하게 됩니다.

　센터 상호인 '리샘'의 뜻이 무슨 뜻인지 물어보시는 분들이 많으셔서

이 자리를 통해 설명 드리려 합니다. '리'는 'Re;다시' 즉 건강을 회복시킨다는 의미로, '샘'은 물이 '샘'솟는다는 의미에서 따왔습니다. 생명에 꼭 필요한 물의 의미는 신체활동에서는 운동이라고 생각합니다. '리샘'의 가치를 통해 몸과 마음의 건강을 회복하고 행복해지는 것이 내가 회원을 생각하는 마음입니다.

부디 모든 이들이 바른 자세의 중요성을 알고 건강에 관심을 가졌으면 합니다. 아플 때마다 그저 약기운으로 꾸역꾸역 일상의 수레바퀴를 돌리는 소모적인 삶의 패턴을 벗어나 올바른 운동과 자세를 통해 스스로 건강관리와 근본적인 회복이 가능함을 모두 경험해 봤으면 좋겠습니다. 몸이 아프다면 왜 아픈지? 어떤 자세나 동작을 했을 때 도움을 받을 수 있을지? 돌아보고 스스로 건강을 지킬 수 있는 사람들이 늘어나면 좋겠다는 희망을 가져봅니다.

그동안 정신없이 일만 하느라 오랜 시간 쌓아두기만 한 정보와 경험들을 하나하나 더듬어가며 체계적으로 정리하는 과정이 쉽지 않았지만, 새로운 일을 통해 또 다른 나를 발견할 수 있는 귀중한 시간이었습니다. 나를 드러내는 과정은 여전히 부끄럽기도 하지만, 올바른 운동을 하고자 나의 말과 움직임에 귀 기울여 주시는 분들을 생각하면 행복함으로 웃음이 납니다.

이런 귀한 일을 경험할 수 있는 기회를 주신 분이 글을 함께 쓴 김현경 작가님입니다. 오랜 시간 같이 운동하며 운동에 대한 리샘의 신념과 가치를 적극 지지해주시고, 많은 사람들에게 특유의 뛰어난 입담으로 전하고 계십니다. 자기 일처럼 나서서 용기를 주고 끝까지 잘하고 있다며 격려해주신 덕분에 이 책을 마무리할 수 있었습니다. 이제는 내 가족과도 같이 느껴지는 김현경 작가님, 좋은 인연에 감사하고 깊은 사랑을 전합니다.

특별히 사랑하는 가족들과 글을 쓸 수 있도록 지혜를 주신 하나님께 감사와 영광을 올려드립니다. 이 책으로 만난 모든 분들과의 인연에 감사하며 건강하고 행복한 삶에 도움 드릴 수 있기를 기도합니다.

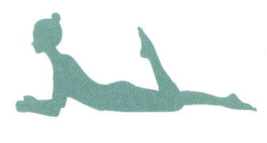

운동보다 바른 자세가 먼저다

1판 1쇄 발행 ㅣ 2024년 6월 20일

지은이 김월영, 김현경
펴낸이 김재선
발행처 예솔
주소 서울시 마포구 양화로 6길 9-24 동우빌딩 4층
전화 02-3142-1663(영업), 335-1662(편집)   **팩스** 02-335-1643
출판등록 제2002-000080호(2002.3.21)
디자인 서은영
홈페이지 www.yesolpress.com   **E-mail** yesolpress@empas.com

ISBN 978-89-5916-053-2   13600

* 책값은 뒤표지에 표시되어 있습니다.
  본 책의 일부 또는 전체를 예솔의 허락 없이 복사하거나 전재할 수 없습니다.